50歳からの免疫力と快楽

帯津良一
幕内秀夫

ブックマン社

理想の大道《たいどう》を行き尽くして、
途上に斃るる刹那《せつな》に、
我が過去を一瞥《いちべつ》のうちに縮め得て
始めて合点《がてん》がいくのである

——夏目漱石『野分』より

50歳からの免疫力と快楽　目次

9

新型インフルエンザは、怖いのか？　――帯津良一

53

免疫力を高める食べ方、弱める食べ方とは？

―― 幕内秀夫

○健康な食事とは、何なのか？

○米農家に減反を勧めて小麦を大量輸入したかくも不思議な我が国、日本

○免疫力を上げるのは「食材」か？

○〝朝カレー〟だけでは、何も変わらない

○人類の歴史が始まって以来、初めて「食」が最大の「快楽」となった私たち

○スタミナ食で免疫力を高める、という考え方は正しいか？

○食は、生命を維持するだけのものではない。それが人間の面白いところ

新型インフルエンザは、怖いのか？

――帯津良一

新型インフルエンザ・パニック、本当に暴れたのは誰だったのか

新型インフルエンザが、昨年（二〇〇九年）日本で大騒ぎになりました。新型インフルエンザによる死者が何人になった、学級閉鎖をした小学校が何校になったとか。

その後、パニック状態が落ち着いたいま現在も、病院はもちろんのこと、公民館や学校、スーパーや一般の会社の入り口にも、アルコールの入ったプラスチック容器が置かれている光景を見ます。そこに入って行く人たちは、老いも若きも、子どもなんか嬉しそうにして、あれをプシュッと手にかけるのが習慣

になったようです。これは都会だけの話ではないようです。山奥の自然に囲まれた温泉地に行っても、施設の入り口にあのプシュッとやる半透明の容器が置かれていると、なんだか興醒めしてしまうのは、私だけではないでしょう。こんな大自然の広がる人の少ない場所でも、保健所などから指導を受けているのかと驚いてしまいました。

そういった容器には大きく「抗菌」「消毒」なんていう文字が躍っている。みんな、得体の知れない、「菌」というものが怖いんです。確かに、菌は目に見えませんからね。

そういえば、一九九六年の、O157パニック（腸管出血性大腸菌）のときも、世の中はこんな感じだったなあと思い出しました。覚えていますか？　O157のニュースで世の中がどんなパニックになったかを。カイワレ大根が犯人に仕立てられた、あのときです。

当時、ある週刊誌の記者から私のところへ電話がかかってきたのです。

「帯津先生、O157に感染しないためには、どんな抗菌グッズを買えばいいのか教えてください」と。だから私は、「そうやってね、抗菌だ、滅菌だって、菌を追いやろうとするから、ダメなんだよ」と答えたんです。

「手なんか洗っちゃ、ダメですよ」ってね。

「先生、それじゃあ記事になりませんよ、困ります」と、記者は面食らっていましたが。

今回の新型インフルエンザも、あのときとすごく似ているんです、世間の騒ぎ方が。

とにかく、新型インフルエンザウイルスを近づけない、ありとあらゆる手を使って、自分のまわりからシャットアウトしようとしている人が多い。確かに、海外から帰国した日本人から初の感染者が出た当初は、飛行機から降ろさないまま、物々しい完全防備の検査官が渡航者を検査する映像がニュースで流れたり、その後も感染した人がどんなところで遊んでいたかとか、通学・通勤に使われている電車がどの路線であったかまでが克明に報道されていたのですから、誰もが恐怖を感じたのはわかります。とんでもないものが、日本にやってきたぞ、と。その一方で、新型インフルエンザで亡くなった人は、基礎疾患のある人が七割だというデータもあります。

新型インフルエンザの死亡例
（年代別、基礎疾患の有無別）

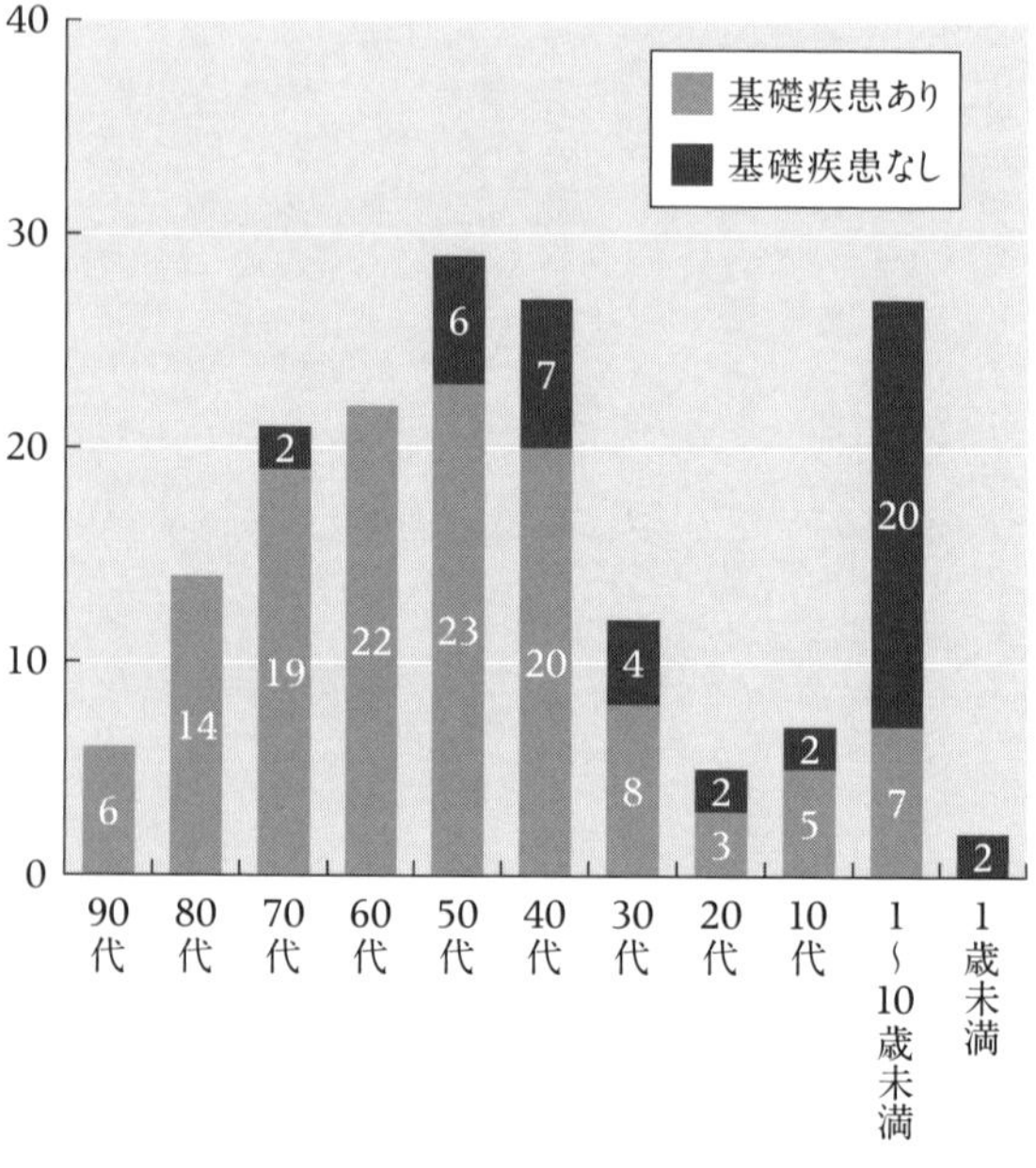

出典：新型インフルエンザ対策推進本部事務局（2010年1月25日時点）

基礎疾患がないにもかかわらずお亡くなりになった感染者は、圧倒的に子どもです。しかしながら世の中を見ると、死に至ることはまずないと思われる元気な大人たちが、テレビや雑誌でいろいろな情報をキャッチして、襲われてもいないのに、とにかくやっつけようと過剰な反応を示していたようです。

この、「やっつけよう」という発想がどうなのかな、と私は思っています。自分を襲ってきてもいないのに、「敵」だと構えるのはあまりいい考え方ではありません。それは先手必勝だとか、そういうこととはちょっと違う。人間同士の関係に置き換えてみれば、これはいささか被害妄想的な話です。

でも、私がこう述べても、「インフルエンザは健康を害する立派な敵ではないか」、と反論される方も多いはずです。ではなぜ、自分がかかってもいない新型インフルエンザウイルスを、敵と見なすのはよくないのか。

敵を叩くという発想ではなく、自ら治そうという発想へ

皆さんは、「自然治癒力」という言葉を耳にしたことはありますか。私は常日頃より、自然治癒力のことを患者さんや講演会でお話しています。

自然治癒力とは、人間が本来持っている、病気を癒す力です。

私はもともとがん専門の外科医です。食道がんを専門に、東大病院や都立駒込病院などで、二十年あまりたくさんの手術を執

刀してきました。

肉体を手術で切開して、縫合して、その傷口に新しい皮膚ができてやがて塞がれていく。時を経るごとに、傷口は少しずつ消えていきます。これは、糸と針の力でも、薬の力でもありません。外科手術の話に限ったことではなく、怪我にしても病気にしても、体の機能が回復する、元気になるのはこの自然治癒力のおかげなのです。どんなに高度な治療を施したとしても、この力がなければ人間は回復しません。

生命を動かしている、大きな力が自然治癒力であり、人間だけではなく、あらゆる動物や植物、命あるものに備わっている、「自ら治そうとする力」です。

この力に関しては、西洋医学ではほとんど解明できていませんが、今後の医療は自然治癒力に目を向けない限り前へ進むことはできないと考え、私は一九八二年に、埼玉県川越市に「帯津三敬病院」を開業しました。もうすぐ三十年を迎えます。

一人ひとりに本来備わっているはずの、自然治癒力を高める病院を目指したのです。西洋医学と東洋医学の良いところをどんどん取り入れていこうと。いまでは、全国から患者さんがいらっしゃいます。他の大学病院やがんセンターで、「もうあなたのがんには治療手段はありません。ホスピスに行ってください」と言われた人が、私の病院を訪ねてくるのです。ある日突然、主治医から「もうホスピスに行くしかない」と言われたら、日々がんと闘っている患者さんの中には、這い上がれないほどの絶望的な気持ちになってしまう人も少なからずいます。それは、「あとは死ぬのを待ちましょう」と言われているようなものですから。こんな言葉は、昨日まで必死にがんと闘ってきた人に対して、一緒に闘ってきた主治医が言うべきではない、患者さんに対して何の敬意も払っていない残酷なものです。

けれど、治療手段がないというのは、あくまでもその病院において手術や放射線、抗がん剤など西洋医学的な見地からは手の施しようがない、という意味なのです。東洋医学に目を向ければ、患者さんができることはまだいくらでも残されていますし、打つ手がない、なんていうことはまずあり得ません。そんな状況に置かれた患者さんのためにも、自然治癒力を高めるための、できるだけたくさんの選択肢を患者さん自身が選べる病院を私は作りたかったのです。

がん治療において、西洋医学とともに代替療法を行う病院はいまでこそそれほど珍しくありませんが、当時としてはかなり覚悟のいる試みでした。

人間には「治す」と「癒す」の両方が必要

治癒力の「治癒」には、「治す」と「癒す」の両方の文字が入っていますね。広辞苑で「治癒」という言葉を引くと、「病気・怪我などが治ること」という、実にあっさりとした説明しか記されていませんが、この「治す」と「癒す」という言葉がまさに、西洋医学と、中国医学を含めた東洋医学の考え方の違いを表していると思います。

西洋医学の「治す」というのは、患部に対しての、主に機械的な治療のこと。

東洋医学の「癒す」というのは、自然治癒力を含めた、生命の根源から体と心の状態を良くすること。

最近、「エビデンス」という言葉を一般の方も多用するようになりましたが、西洋医学がエビデンス（科学的根拠）を主流とし、目に見えるものや、データで証明されているものしか信じないような傾向があるのに対して、東洋医学は気功をはじめとする呼吸法や漢方治療など、「体」と「心」をまるごと重視する治療法が実践されています。これを、病院側が、エビデンスがないから非科学的だと一蹴にすることによって患者さんの選択肢を狭めてしまっているのです。現に、がんの手術のあとに気功を実践したことで、余命宣告などものともせずに長年元気で過ごしている人はたくさんおられます。

それならば、こうした東洋医学を取り入れない手はない、というわけで、帯津三敬病院では西洋医学だけではなく、気功、太極拳、ホメオパシー、漢方、鍼灸、心理療法士によるカウンセリングやイメージ療法、そして本書を一緒にまとめている幕内秀夫先生による食事指導など、あらゆる治療法を用意して患者さんをまるごと診《み》るという方針、「ホリスティック医学」を基本としています。ホリスティック（holistic）とは、ギリシャ語のholosという言葉が語源となっていて、主な意味としては、「全体的」「全的」「全体論的」「関連」「つながり」「バランス」

といったものがあります。どんな病気の患者さんでも、その患者さんを人間まるごと、全体的にとらえたい。そんな思いが込められています。

帯津三敬病院では、院内に患者さんのための道場まで作ってしまったので、開業当時は、道場のある病棟なんてと、周囲から驚かれました。

生命場——人間が本来持っている大きなエネルギー

この自然治癒力についてイメージするには、まず、自分の体の中と向き合ってみてほしいと思います。私たちの体の中には何が入っているでしょう？

皆さんはきっと、学生時代に理科室などで見た、体内模型を思い浮かべるはずです。肉があり、骨があり、臓器があり、臓器を結ぶ血管が縦横無尽に駆け巡っている。それが体の中身であると把握されていることでしょう。しかし、生きている体は心臓や肺、胃や大腸といった臓器がびっしりと詰まっただけの「筒」ではないのです。私は外科医という立場で毎日のように手術を執刀していたわけですが、臓器と臓器の間には、何もない隙間というか、空間が存在していることに気がつきました。横隔膜と肝臓の間、肝臓と胃の間、胃と膵臓の間……何もない空間が存在しています。だから外科医は体にメスを入れることができるわけです。なぜ体内の中に空間があるのか。この空間こそが、臓器と臓器を結ぶネットワークであり、生きることそのものを動かしている、生命のエネルギーに溢れた場であるのではないか、と経験を積むごとに確信していきました。

このエネルギーは皮膚にある毛穴や呼吸を通して外部とも繋がり、それは、宇宙の果て、虚空にまで広がっていきます。私はこのエネルギー場のことを「生命場《せいめいば》」という名前でとらえています。見方を変えれば、人体というのは生命場の中に、臓器が浮かんでいるようなものです。

生命場のエネルギーは、外の世界と自由に行き来ができます。好ましい環境に身を置けば生命場は高まり、悪い環境に身を置けば低くなる。そして、たとえ肉体が滅びても、この生命場は消えないのです。

生命場は、体質や食生活や睡眠などはもちろんのこと、仕事や家族などの人間関係、住環境など、その人の置かれている環境によって、常に変化をしています。外科医時代、手術をしていても同じ空間・生命場の患者さんをただの一人も見たことがありませんでした。生きている限り、心も体も、同じ状態で留まっていることはまずありません。生命場のエネルギーが高まっている人は、病気になりにくい健康な状態であると言えますし、逆に、弱っている人は病気になりやすい状態です。

しかし、病気の状態であっても、私たちの体内は、常に秩序を整えよう、整えようと動いています。つまり、生命場が自らの力で秩序を整えようとしている性質が、「自然治癒力」なのです。

西洋医学は、体内の悪い奴（敵）を見つけ出し、叩き出そう、という医学として進化をしてきました。叩き出すためには、体全体が弱ってしまうわけです。

それに対して、東洋医学はこの自然治癒力を高めることで、体内の悪い奴と協調をし、秩序を取り戻して回復を目指そう、という医学です。

はじめに断っておきますが、私は、西洋医学を否定しているわけではありません。西洋医学の合理的な医学はもちろん必要ですし、現代医学のベースとなっています。帯津三敬病院でも、もちろん基本の治療は西洋医学です。しかし、私たちがその西洋医学の治療を受けて、治癒し、回復する、もしくは病気を予防することの根源には、自然治癒力があるのです。西洋医学が生命という森の中の、一本の枯れた木だけを見ているのに対して、東洋医学はもっと俯瞰的に、森全体を見る。全体を見なければ、その秩序はわからないわけですから。

その自然治癒力の実働部隊とでも呼ぶべきものが、免疫系、神経系、内分泌系の三つです。この三つが互いに制御し合いながら、自然治癒力を支えているのです。特に、病気を予防する際、免疫系は主役というべき役割を果たしてくれます。

マスクなどしなくても、私が寝込まない理由

さて、インフルエンザ対策の話に戻しましょう。

私たちがいま、必死になって、手を一日に何度も消毒したり、毒ガス用かと思うほどの大きなマスクで顔の半分以上を覆っているような生活は、そうした免疫力を高める機会を失わせていると言えはしないでしょうか。

人間はつい自分本位に考えがちですが、地球環境は何も人間のためだけにできているわけではありません。私たちが作り上げてきた人間社会、一見無機質に見える駅も空港も、システマティックな高層ビルの中でも、目には見えないだけで、たくさんの菌と隣り合わせで生きているわけです。どう足掻《あが》いたところで、共生していかなければいけないのは当たり前のことですね。ですから、抗菌・滅菌と、必要以上に神経質になったり、おびえて生活をするよりも、同じ部屋にいるウイルスに向かっ

て、

「どうぞ、あなたはそこでおとなしくしていてください。私はこっちでくつろいでいますからね」

こう言い聞かせる。それくらいの姿勢でいるのが、実はいちばん自然で、いい状態じゃないかと思うんです。

先ほどO157のお話をしましたが、二〇〇二年から二〇〇三年にかけては、中国を中心にSARS（重症急性呼吸器症候群）という病気が流行しました。

その最中のことです。私の大好きな上海の先輩が、九十四歳で亡くなった（彼はSARSで亡くなったわけではありませんが）という知らせが入り、お葬式に参列するために、上海へ出かけることになりました。毎日のように、「中国での死者がこれで〇人となりました」というニュースが流れているときでしたから、周囲の人たちは私の上海行きに猛反対です。けれども生前、その先輩に、「お葬式には必ず出ますよ」と約束をしていたし、どうしても最期を見送りたかった。やめてください、と旅支度を必死で止めようとする人たちに、

「大丈夫。私は呼吸法をやっていますから。一日くらい呼吸を止めたって生きていけますから」

と振り払うようにして、上海行きの飛行機に乗りました。

さて、渦中の上海はさぞや大パニックになっていることだろう、飲食店もすべてシャッターが下りて食事をできるところがないかもしれない、ひょっとすると戒厳令が敷かれているかもしれないぞ、と思いきや、街を歩けば、まったくそんなことは

なかったのです。日本人と思しき旅行者だけが大きなマスクをしていました。他は、いつもと変わらぬ上海の喧騒ぶりでした。

もちろん私は、マスクなどつけませんでした。旅行鞄の中は、「頼むから持って行ってください」と持たされたマスクで占領されていましたが。お葬式に参列して先輩との約束を果たし、その夜は常宿にしているガーデンホテル上海で彼の思い出を友人と語り合いながら、鉄板焼きの旨い肉で一杯やって、翌日元気に帰国しました。マスクをしたまま注意深く観光をしている日本人を横目に、「ああ、あの人たちよりも僕のほうが、きっとSARSの免疫がついたぞ」と思ったものです。

私は、そのSARSパニックの上海のときもそうですし、今回の新型インフルエンザ・パニックでも、実は、マスクをしませんでした。

でも今回、気がついたらうちの病院の外来の看護師さんが、みんなマスクをしていたので、私はつい、怒ってしまいました。看護師さんの口元が見えない状態で会話をするということは、患者さんによっては、不安を覚える人もいるはずです。そうしたら、内科の先生が血相を変えて私のところに来て、こう言うんです。「感染の機会を防ぐために、病院関係者はみんなマスクをしているんです。これだけ大騒ぎになっているのですから、やらざるを得ません。どうか帯津院長もマスクをつけてくださ い」って。

だから私は、こう返しました。

「いいですか。医療というのは、一種の格闘技なんですよ。マスクをしていちゃ格闘技なんてできないでしょう？　もっとファイトを持ってぶつかりなさいよ」

そうしたら真顔でこう反論されました。

「いや、お言葉ですが先生、タイガーマスクっていう格闘家がいましたよ」

なかなか上手いことを言うものです。

私はこうして、どんな病気が流行しているときでもマスクをかけたことがありませんが、それでも一度もインフルエンザにかかったことはありません。予防注射はしていません。私自身はどちらでもよいのですが、多くの患者さんを預かる医療機関の代表としての責務ということで譲歩しているわけです。

私を助けてくれる葛根湯《かっこんとう》・アコナイト・呼吸法

喉が痛かったり、熱っぽかったりといった風邪の症状になることは年に一度くらいはありますが、何日も寝込んだというような経験はありません。風邪の前兆に気がついたときに漢方薬の葛根湯を飲んで、いつの間にか回復しているというパターンです。自然治癒力が高まるのを待ちます。そして、葛根湯にはよく助けられています。

漢方薬というのは元来、中国で中医がその人の体質を弁証して処方するものでした。

●冷え性で顔が青白く、軟便で下痢をよくするタイプの「寒証」

●顔色がいつも赤みがかっていて、のぼせやすく喉が渇きやすい、便秘をよくするタイプの「熱証」

●日常的に疲れやすく、あまり元気が出なくて、息切れや動悸があり、朝の寝起きも悪い下痢傾向な「虚証」

●疲れにくく元気いっぱいで食欲旺盛、寝起きもいい便秘傾向な「実証」

この四つの組み合わせと、それぞれの病状を合わせてその人だけの処方をするものなのです。日本にある漢方薬局もこうした弁証をしてから一人ひとりに処方をしているはずです。

そのため、町のドラッグストアなどで市販されているような弁証をしない漢方薬を自己判断だけで服用するのは無意味だという専門家もいます。しかし、一概にそうとも決めつけないほうがいいのです。

日本の市販の漢方薬はかなり良くできていて、特に市販の葛根湯、もしくは葛根湯入り風邪薬は、誰が服用してもある程度の効果が期待できると思います。葛根湯とは、日本でも葛湯《くずゆ》などで昔から使われてきた葛の根っこに麻黄《まおう》、生姜《しょうきょう》、甘草《かんぞう》などを調合したものです。ただし、こうした薬を飲むのは、何だか体調がおかしいぞと感じた頃、風邪のひき始めであることが肝心です。初期症状を超えて、風邪のピークに差しかかったらあまり効果は期待できません。その段階では、三日か四日寝込んで、自然治癒力が高まり回復するのを待つのがいちばんでしょう。

また、葛根湯とともに私が常に持ち歩いているのはホメオパシーのレメディ「アコナイト」というものです。

ホメオパシーは、日本語で「同種療法」もしくは「類似療法」と訳されます。紀元前からあった考え方をいまから二百年ほど前にドイツのサミュエル・ハーネマンという医師が体系化し、いまではヨーロッパの代表的な代替療法の一つとなりました。病気の症状と同じ症状を引き起こす物質をごく微量投与することで、体内の治癒反応を誘発し生命力を促そうという療法です。

先に述べたように、西洋医学はある症状を見つけ出し、叩き出すという発想から生まれたものがほとんどですが、ホメオパシーは違います。似たものを用いて、似たものを治す、という発想なのです。ハーネマンはその理論の中で、目に見える病気の症状を薬などで抑えつけることの危険性を説いています。たとえば皮膚のかゆみや発疹といった症状は、体内の悪い症状が外部に表れてきたものと考えます。症状が表に出てくるのは、体をより良い方向に持っていくための作用であると。それを、目に見える症状だけを薬などで叩いて抑えつけてしまうと、体内に悪いものを押しやってしまうだけのことで、結果的に体内の病状をもっと悪化させることに繋がるというものです。こうした治療の仕方と一線を画すのがホメオパシーです。

レメディ（Remedy）とは、ホメオパシーで用いられる薬剤のことで、再び（Re）、癒す（medy）という意味になります。植物、動物、鉱物といった自然界の物質が原料であり、その種類は三千を超えるともいわれています。漢方薬と似てなくもないのですが、一般的に、漢方薬は使用量が多ければ多いほど効くといわれているのに対し、ホメオパシーはできるだけ希釈したもののほうが効くとされています。

自然界から採取した原料をアルコール溶液で一〇〇倍に薄め、激しく振る。この「一〇〇倍希釈」を三十回ほど繰り返すのですから、ほとんど水のような薄さです。これを少量投与することで免疫力は高められます。私の病院では、イギリスのグラスゴーにある製薬会社、フリーマン社と提携しており、そこから取り寄せています。ショ糖と乳糖で作った仁丹ほどのピルに、この希釈した液を吹きつけるのです。これが「レメディ」です。

口の中で飴玉のように溶かして服用します。

私は仕事柄、病院のある川越と東京をタクシーでよく往復するのですが、タクシーの中で、「あれ、何だかおかしいぞ」とちょっと風邪の悪寒がしたときに、アコナイトのレメディを鞄から取り出して口の中に放り込むんです。アコナイトには、発熱を助長する作用があります。悪寒がしたときに、あえて自分から熱を促して自然治癒力を喚起させるという発想です。風邪をやっつけようとするのではなく、自分から手を組みにいく。漢方薬と違って水無しで服用できるという手軽さも私には向いているようです。

ホメオパシーは日本ではまだ医療として認められていないので、健康保険は適応されませんが、予算としては月に数千円くようでしょう。ヨーロッパでは、薬局に行けば普通の薬と同じように売られていますが、日本ではまだまだこれからの療法です。試したい場合は、ホメオパシーを処方している病院をまず探してみてください。

ホメオパシーは、がんの患者さんにも、うつ病の患者さんにも使用されているように、ありとあらゆるレメディがあります。以前私は車の前輪に足を轢かれてしまったことがありました。レントゲンを撮ったところ、骨の異常は見当たらなかったのですが、足の甲が腫れ上がり、痛みもありました。そのときはアーニカというレメディを服用したのですが、翌朝には腫れも痛みも完全に引いていて、自分でもびっくりするほどでした。アーニカが、私の自然治癒力を喚起してくれたのでしょう。

このように、漢方薬とホメオパシーは、私の生活、仕事において、もはや切っても切れないものです。

それともう一つ、毎日行っている腹式呼吸（丹田《たんでん》呼吸法）や気功の効果ももちろん大きいでしょう。これは、私の病院の道場でも毎朝行っています。

呼吸と免疫力というのは大変密接にかかわっています。忙し過ぎたり、ストレスが溜まっていたりと、生命場の秩序が乱れているときは、無意識に呼吸も浅く速くなっているはずです。疲れていたり、イライラしていたり、忙しかったりするときこそ、なるべく深い呼吸を心がけることをお勧めします。

そして、吸うときよりも、なるべく吐くときを意識してみてください。呼吸法にも西洋と東洋では違いがあり、西洋の呼吸法はまず吸うことから始めますが、東洋では吐くことから始めます。私自身、体内の空気を循環させるには、まず、中の空気を先に出す（吐き出す）ところからだと考えています。

普段あまりにも無意識に行っている呼吸ですが、呼吸をすることによって、我々は自律神経の調整を行っています。

自律神経は交感神経と副交感神経の二つからなります。交感神経は体の動きを高める「興奮の作用」を持っていて、逆に副交感神経は「沈静の作用」を持っているのです。息を吸っているときは交感神経が高まって、吐くときは副交感神経が高まることがわかっています。つまり、吐く息を優先し、集中させることによって副交感神経が優位に働く。すると、血液中のリンパ球が増えるのです。免疫機能の主役ともいえるリンパ球が増えると、免疫機能が高まります。

私は日頃から、患者さんに「呼吸は命のふるさとである。呼吸することで、虚空と交流ができるのです」とお話をしています。息を吐くという行為には、体の中に溜め込んでいたエントロピー（秩序ある状態を無秩序化するエネルギー）を外へ出すという役割があるのです。息を腹の底から吐いて、吐ききることによって、不要なエントロピーを虚空へと放つ。すると、放った瞬間に新しい空気が自ずと勢いよく体内へと入ってきます。

呼吸に限らず、汗をかいたり、排泄したり、涙を流したりすることのすべてに、不要なエントロピーを外に出す効果があります。呼吸、汗、排泄、涙。すべてが人間の人間らしい営みです。これには、気功などを毎日習慣的に行うのがいちばん望ましいですが、そうでなくても、街を歩いているときでも、通勤電車の中でも、仕事の合間でも、意識的に静かに、ゆっくりとした呼吸を行えばいいのです。そうすることで、不思議と心も穏やかになってきます。

菌だってウイルスだって我々の仲間である

そしてもう一つ、私がインフルエンザにかからない理由には、世代的なものもあるでしょう。

私は一九三六年生まれですが、子どもの頃に親にも学校の先生にも「外から帰ってきたら手を洗いなさい」なんて言われませんでした。食事の前に手を洗わなくてはいけないというスローガンもなかったように思います。終戦を迎えたのは、小学校四年生のときでした。

手を洗うどころか、少年時代は戦中・戦後の食糧難の時代でもありましたから、食べ物の賞味期限なんてお構いなし。賞味期限という言葉すら存在しなかったと思います。冷蔵庫にある食べ物の賞味期限をまず確かめるという行為は、ここ数十年の文化でしょう。そんな時代ですから、食事の度に炊きたての白いごはんが食べられるなんて、夢のまた夢でした。ごはんでもおかずでも、まずは鼻を近づけて匂いを嗅いで、多少酸っぱい匂いがしても「このくらいなら大丈夫だ」と自分で判断して、平気で食べていたものです。いまのお母さんたちが見たら失神しそうな腐りかけのものを毎日のように食べていて、ときどきは下痢をしました。朝から下痢をしていても、それが当たり前のように学校に行っていたものです。子どもが数日下痢をしたところで、血相変えて病院に連れていく親なんて一人もいませんでした。

そうした荒っぽい少年時代のおかげで、基本的に私はいまでも丈夫なのだと思います。そして、私と同じような世代の人間は、そうそうインフルエンザにはかからないと思うのです。会社や家族に無理矢理マスクを強いられて、渋々マスクをつけて仕事をしていても、「こんなものがなくてもインフルエンザになんかかからないんだけどな」と心の中で思っている六十代や七十代の人はきっと大勢いるはずです。

それはやっぱり、手など洗わずに多少腐ったものでも平気で食べていた戦後間もない頃の少年時代に免疫力が備わったからではないでしょうか。

あの頃、人々はいまよりもあらゆる菌と共存していたような気がします。人間はそもそも体内にたくさんの菌を棲まわせている。敵と見なして叩くなんてことはしなかったのです。

本来、免疫力とはそういうことで高めていくものかもしれませんね。だから、ちょっと熱があるだけで「学校には来ないでください」と先生から言われ、家の中では、きれいなリビングの床に食べ物を落っことしただけで、「拾い食いは汚いから、捨ててしまいなさい」とお母さんに取り上げられ、一日でも賞味期限の過ぎた食べ物は口にしたことがなく、殺菌力の強い石鹸で手を洗って、大事に大事に守られているいまの子どもたちの世代が大人になったとき――果たしてあらゆる病気に対抗すべき免疫力が備わっているだろうかと、いささか心配にはなります。いわば「無菌思想」で生まれ育ってしまっているわけですから。

私が好きな作家さんに、五木寛之さんがいます。

ご存知の方も多いとは思いますが、五木さんは、頭もあまり洗わないし、顔もあんまり洗いません。あれだけ人気の作家さんですから、人に会う機会も普通の人より多いと思うのですが、「人間、これくらいがちょうどいいんだよ」と仰っています。

それなのに、女性にも大変モテるからすごい人です。

確かに、こんなに毎日頭や体を洗って、毎日下着を取り替えて清潔を保っている時代は、有史以来始めてのことです。「無菌思想」を良しとする現代の我々の生活様式が必ずしも正しいかどうかは、誰にもわかりません。ただ、菌や微生物だって人間だって、同じガイアを携えた仲間であるということは忘れてはならないのです。

免疫力を高める食べ方、
弱める食べ方とは？

——幕内秀夫

健康な食事とは、何なのか？

私が帯津三敬病院で患者さんの食事指導を始めたのは、ちょうどバブルがはじけた頃の一九九一年からです。

帯津三敬病院のように、食事指導を治療の一環として取り入れている病院は、全国的に見れば、まだまだ少ないです。しかし、帯津先生の提唱する「自然治癒力を高める」という考え方は、やはり、食のことをなおざりにしてはあり得ない話だと思います。

勤務して改めて気がついたことですが、病気になるのはお年寄りだけではない。特にがん患者さんは、年々若い方が増えているようです。九〇年代よりも二〇〇〇年代、そして二〇一〇年代に突入した現在のほうが、食事指導を受けに訪れる年齢層が若くなっていることを実感しています。私が帯津三敬病院に勤務し始めた当時、バブルがはじけたとはいえ、日本は飽食の時代をどんどん進んでいました。もともと繊細な味覚を持っている日本人は、フレンチでもイタリアンでも中華でもエスニックでも、どんな食材も料理法も手に入れられたのです。四十年ほど前まで食料難だった国とは思えないほどお金と好奇心さえあれば、食べたいものは何でも手に入る時代になっていきました。一人あたりの残飯量がアメリカを抜いて一位になったのもちょうどこの頃です。

バブルとともにこの国に生まれた飽食。それは、中身を吟味せず、体の声に耳を傾けずに、見た目だけで食べる、まさに「泡食」とも言えます。美味しいものがこれだけたくさん出回っているのにもかかわらず、命のための、生きるうえでの「豊食」にはならなかったのです。

患者さんの話を伺っているうちに、日本人の食はいま、危機的状況にあるという感想を持たざるを得ませんでした。患者さんの中には、食べ方に熱心な人もたくさんいて、

「私は必ず、一日に三〇品目食べているんです」

「健康に大切なのは、五大栄養素ですよね？　食事で足りないものは、サプリメントで補っています」

「ここ数年、お肉は一切食べない生活を送ってきました」

「腸内バランスを整えるために、本当は嫌いなのですが、毎日五〇〇グラムほどのヨーグルトを欠かしたことはありません。もっとヨーグルトの量を増やしたほうがいいですか？」

――こんなに頑張っているのに、こんなに我慢しているのに、私はなぜ病気になってしまったのか。なぜ病気が治ってくれないのか。そう考えて溜息が出てしまうのも無理はないかもしれません。

さて、健康な食事とは何か？ と問われれば、ほとんどの日本人が、「一日三〇品目を目標とした、栄養的バランスに優れた食事」と答えるでしょう。学校でもそのように教えているはずです。いま、四十代より下の世代の人たちは、子ども時代に、「ごはんは残してもいいから、おかずをたくさん食べなさい。

炭水化物より、お肉と野菜をもっと食べなさい」と言われて育っているはずです。

いまの日本人が、もはや常識のようにこうした考えを持つに至った背景には、戦後の欧米を模倣した栄養教育、特に昭和三〇年代に国が行った大キャンペーン、「栄養改善普及運動」なるものがあります。この運動の基本テーマは、次の四本柱でした。

- ●日本人はたんぱく質が足りていない
- ●日本人は塩分の摂り過ぎ
- ●日本食にはカルシウムが少な過ぎる
- ●ごはんを残してもいいから、おかずを食べなさい当時の日本人は、このスローガンを何の疑問も持たずに受け止めました。そして昭和三十三年には、衝撃的な本が出版されます。

『頭脳――才能を引き出す処方箋』という本です。タイトルを見た限りでは、いま流行の脳科学ブームの先駆けのような内容ですが、ここに書いてあることが、ものすごいのです。

「米を食べる民族はパンを食べる民族よりも劣る」

「白米で子どもを育てるということは、その子どもの頭脳の働きをできなくさせる結果となり」

大真面目に、このようなことを謳っています（衝撃はまだまだ続き、なんと、味の素を子どもに与えると成績が良くなる、などという記述もあるのですが）。この本は既に絶版ですが、当時、五〇万部も売れたというのです。高度成長期に入る前の日本人が、いかに欧米人（正確には、よりアメリカ的なのですが）とあらゆる面を比べたがり、いかに追いつけ追い越せの精神でいたかが想像できます。

テレビや雑誌で紹介され始めた、フォークとナイフで食べる彼らの食卓は、ボリュームたっぷりの肉料理に、色とりどりのフルーツジュースやワイン、キツネ色のパンの横にはバターやジャムなどが添えられており、それはそれは華やかに見えました。ごはんに味噌汁、貧相なメザシに漬物といった、鮮やかな色に欠ける我々の食卓は、もしかすると「敗戦のジレンマ」の象徴と映ったのかもしれません。

しかし、栄養学は経済ではないのです。私たちのお腹に入れるものを、世界基準で勝負する必要が一体どこにあったのでしょうか？

これらの啓蒙活動とも呼べる運動は、ただ、欧米と比べただけ、比べたかっただけであり、日本の風土の特質、日本人の体格、体質、内臓機能の相違などを考慮して謳ったものではなかったのです。これにはもう一つ理由があります。それが、戦後のアメリカの小麦戦略です。

米農家に減反を勧めて小麦を大量輸入したかくも不思議な我が国、日本

第二次世界大戦の終戦直後、アメリカは小麦が大豊作となり

ました。国内では消費できないほど小麦が余ってしまったのです。どうするか？　それならば、敗戦国日本に援助という名のもとで買い取らせればいい——日本はこのアメリカの提案をすんなり受け入れました。本書では詳しく書きませんが、学校給食がなぜパン主体となったのかは、この小麦戦略ありきだったのです。

その結果、日本政府は国内の米農家にどんどんと厳しい減反政策を迫ったのですから……日本はかくも不思議な国です。

こうしたアメリカの企みは、アメリカが思っていた以上に功を奏しました（日本にとっては害を増やした、と表現したほうがいいでしょう）。戦後の栄養教育は、「いままでの食習慣を切り捨て、欧米型の食生活を普及させる」という壮大な人体実験を五十年以上も続けてきたようなものです。そもそも白人に対しての体形コンプレックスもありましたから、欧米からの提案、というものに日本人は従順でした。しかも、その「欧米化」はかなり歪んだものとして日本に輸入されてしまいました。私の著書を読んでくださった方の中には、誤解されている人もいるようで残念なのですが、私は欧米の食文化そのものを否定しているつもりはまったくありません。

歴史あるヨーロッパの食文化には、優れた健康食や伝統食がたくさんあります。しかし、それは、日本の伝統食と同様、それぞれの地方の風土によって培われたもので、こうした特産物をいかに保存させ効率よく食べるかといった生活の知恵として代々伝わってきたもの。それをそのまま、まったく風土の違う別の国が模倣しようという考えが奇妙なのです。世界中、伝統食には、その地域で食べ続けてきた、伝統になった「理由」がちゃんとあるのです。その「理由」を無視して外形だけを真似しようとしたのが、戦後の栄養教育のように思えてなりません。その例を一つ挙げましょう。

東京から中央本線で二時間ほど、山梨県上野原市の棡原《ゆずりはら》は長寿の里として知られていたところです。一九七八年、朝日新聞に「ほろびゆく長寿村」という見出しでこの村のことが記事になりました。この記事を読んだことが、私が「食生活」の研究を始めたきっかけでもあるのです。

この記事を読んだ私は、その実態をきちんと確かめたくなり、すぐに棡原村へと向かいました。当時はまだ国鉄だった中央本線上野原駅から山奥へ十数キロ。交通の便が悪いところです。

山梨の名物といえば、「ほうとう鍋」があります。小麦粉を水で練って平べったい麺のようにしたものを、カボチャなどの野菜をたくさん入れて味噌仕立てで煮込んだ、実に素朴な味わいの主食です。その由来は諸説ありますが、『枕草子』の中に、すでに「ほうとう」という言葉が出てきますから、歴史ある伝統食といえるでしょう。

この地域では水田を作ることが難しかったため、小麦粉で作るほうとう、お麦《ばく》と呼ばれる麦飯、雑穀などが主食となったようです。日本各地に、蕎麦やうどんが名物となっている地域がありますが、そういったところはたいてい稲作がうまくいかない環境であり、昔の人々の知恵によって美味しい蕎麦やうどんが根づいていきました。

この棡原で、昭和三十年代に、保健婦や栄養士が「栄養講習会」なるものを開き、地元の人たちを前に次のような指導をしたそうです。

「ほうとうは、うどん粉と水と塩だけでできているのでたんぱく質が足りません。カルシウムも足りません。ですから、これからほうとうの生地には脱脂粉乳を入れて作ってください。たんぱく質とカルシウムが補えます」

その後、脱脂粉乳入りのほうとうは定着しなかったようです。どう考えたって美味しそうではないので、当然といえば当然です。しかし、こうした食の欧米化の啓蒙活動、そして、交通の便が良くなったことが長寿の村の食生活を徐々に蝕んでいきました。それまでは自分たちの村で採れた雑穀とイモ類を主食に、山菜や野菜を副食にするという以外に選択肢のない食生活を送っていた明治生まれの人たち。当時八十歳だった彼らは男女ともにかくしゃくとして、皆さん大変元気なのです。それに比べ、白米やパンを主食にし、肉や牛乳、卵を取り入れた副食の食生活に変化した四十〜五十代の人たちは、病気でバタバタと倒れている。「何かの祟りだという村民まで出てきました」と、当時この地区の巡回医を担当していた古守豊輔《こもりとよすけ》・古守病院院長は私に教えてくれました。

その頃の私は、栄養士を育成する専門学校で講師をしており、戦後の「栄養学」に何の疑問も持たずに日々授業を行っていましたが、この棡原村で受けた衝撃は人生を変えるほどのものでした。

このままではいけない、もっと日本人の食生活を研究しなければいけないと考え、専門学校の職を辞めたのです。

椈原は、もはや長寿の村でも何でもありません。

長寿の村、と呼ばれる地域は日本全国にたくさんあったはずです。しかし、こうした壮大なる「人体実験」が、そういった地域に住む人々の食生活さえ蝕んでいきました。日本人の食は歪みつつある一方でした。米中心の本来の日本食にそろそろ立ち返らなければ、二十一世紀の日本人の健康は大変なことになる――そんな思いで、九〇年代半ば、私は『粗食のすすめ』（新潮文庫）という本を上梓したのです。執筆から十五年以上も経っているというのに、この本は、いまでも増刷を続け、累計で一〇〇万部を軽く突破しています。

出版不況のいま、一〇〇万部を突破するロングセラーというのはなかなか出ない数字だと出版関係者の人たちは言ってくれますが、やはりそれだけ、「このままの食生活ではまずいのではないか」と危機感を抱く人が増えているということなのでしょう。

免疫力を上げるのは「食材」か？

私のところには、いまでも日々、さまざまなメディアから問い合わせがあります。

「何を食べたら、健康になりますか？」

そのたびに私は、何度も書いているように、ごはん、味噌汁、漬物を基本とした、かつて日本のどこの家庭でも見られた当たり前の食生活をすればいいのです、と言い続けています。情けない話なのですが、この「当たり前の食事」を無視した食生活の人があまりにも多いのです。

特に問題なのは、実はメタボなお父さん世代ではなく、一見、美容と健康にいちばん気を遣っているはずの若い女性なのです。

たとえば、私のような五十を過ぎたオジサンが仲間と集って、昼食に何か食べようかという話になったとき、私が「今日はパスタにしませんか？」などと提案した日には、何を言ってるんだ？　と怪訝な顔をされるのがオチです。もちろん、同じオジサンの年代でも、俳優の石田純一さんのような人が同じ台詞を言えば、自然に受け止められもするのでしょうけれど、石田さんのように許される中年男は世の中滅多にいるものではありません。

「今日はパスタにしない？」と提案して大きな賛同を得るのは、圧倒的に若い女性たちです。昼間のオフィス街にある飲食店を覗けば、その男女差がはっきりと目につきます。

朝はパン、昼もレストランやカフェでパスタ、ピザ。そして夜は太るから炭水化物抜きの食事といった食生活のパターンに何の違和感も持たない女性が増えています。パンを食べるには、バターやジャムなどの油脂と糖分がセットでつきますし（そうでなければ菓子パンなど、パン自体にすでに油脂や砂糖が相当量入っています）、また、パンと一緒に毎朝ヨーグルトを食べる人も少なくないでしょう。

イタリアンレストランに行けば、チーズやオリーブオイルなしの料理というわけにはいきません。お肉はほとんど食べない女性でも、クリームソース系のパスタと、一緒に出るパンにオリーブオイルをつけて食べ、食後のコーヒーにミルクを入れて、フロマージュやティラミスなどのデザートを平らげてしまえば、オヤジたちが愛してやまないカツ丼以上の油脂を一食で摂取していることになります。

また、パンやパスタなどの多くが輸入小麦粉で作られており、ポストハーベスト農薬が使われている可能性はとても大きいのです。それに比べて男性は、「ごはんを食べないと食事をした気がしない」というような人が多い。主食にごはんを選択すれば、パンを主食にしたときに比べて、おかずに油脂と糖分が使われることも自然と少なくなります。トータルで見たときに、中年男性よりも若い女性のほうが油脂と糖分を摂り過ぎているのもこのためです。

つまり、健康な食事の第一歩は主食の選択からなのです。私は、こうしたごはん食をまったく無視した生活をしている人から食事相談を受けたとき、「まずは、一日二回は白いごはんを主食にしてください」とアドバイスをしています。

白いごはん、というのは、チャーハンやチキンライスやピラフやドリア、リゾットやカレーライスといった油脂を混ぜ込んだごはんではない「まっさらな、ごはん」という意味です。私はよく、「カタカナ食を控えなさい」と指導をしているのですが、日本の主食であるごはんさえも油脂分を混ぜて料理すると、このような「カタカナ」メニューに生まれ変わってしまうのです。先も述べたように、日本人はそもそも、ごはんやおもち、蕎麦、うどんといった、油脂類の入っていないでんぷん質で生命を維持してきたのです。「何を食べたら健康になるか？」という問いは、実は「何を主食にしたら健康になるか？」ということが大きな鍵を握っています。

そんな中で、昨今の「免疫力アップ」ブームの影響でしょうか、「免疫力を上げる食べ物を教えてください」という問い合わせも増えてきました。

新型インフルエンザ・パニックで儲かったのはマスク業界や製薬業界だけではありません。料理本や料理雑誌を出している出版社も、インフルエンザのおかげで相当潤ったはずです。

昨年あたりより、書店の料理本コーナーには、

「この食品で新型インフルエンザ撃退！」

「免疫力がぐんぐんアップするレシピ」

といったピンクや黄色の活字がたくさん躍っていましたから。マスクを買い込むついでに、慌てて本屋さんに駆け込んだ方も結構いたのではないでしょうか。

いままでこういったキャッチコピーの定番は、何といってもダイエット本だったはずです。これらのキャッチコピーを

「この食品で肥満とメタボ撃退！」

「体重がどんどんダウンするレシピ」

と書き換えても何の違和感も持たないでしょう？　ことほどさように、私たちは、己の体は食から変えられるのだということをわかっていながらも、あまりにも情報が溢れているために誤解して受け止めている部分も多くあるようです。

たとえば、ある雑誌の「免疫力を上げるレシピ」という特集をめくってみましょう。

「ショウガを食べましょう」「ニンニクを食べましょう」「ネギを食べましょう」「キノコを食べましょう」「海藻を食べましょう」「ゴボウを食べましょう」「アワビを食べましょう」「ナツメやクコの実も台所に常備させましょう」といった展開の仕方なのです。

なるほど、これがいちばん読者の心をつかみやすい。〇〇を食べなさい、というのが何よりもわかりやすくて、誰にも手っ取り早い方法ですから。確かに、一つひとつの食材に、免疫力を上げる効果があることは事実です。

ニンニクならば、ガルリシンという成分がT細胞を活性化させせて免疫力を高める。ナツメに含まれる多糖がTリンパ球を増やし免疫力を高める。クコの実に入っている多糖はTリンパ球やマクロファージの働きを活性化させ、免疫力を高める……これらの本を読むと漢方で用いられることの多い食材を挙げて、免疫力を高める効果を紹介していることが多いようです。

「中国ではショウガやニンニクは、高麗人参などと同じ漢方薬として食されています〜」といったフレーズを、耳にしたことがあると思います。

しかし実際は、中国の人々は食事療法なんて、やっていません。中国に食事療法があったら、当然日本でそのやり方が紹介されているはずです。

もちろん、医食同源という概念は実際にあります。この○○は、△△に効くから食べましょう、というのが医食同源の考え方。だから、「食生活」ではなくて、こうした「食材」の情報となるのです。山で採れたもの、海で獲れたもの、それぞれに何かしら効用となる成分が入っているのは当然のことです。

中国に古くから伝わる漢方学の考え方は、そうした成分の合わせ方を紀元前の時代から研究し続けています。

だけどこれもやはり、先に述べた「欧米化」の模倣と同じように、日本での紹介のされ方が、どうも表面的なように思えてなりません。

〝朝カレー〟だけでは、何も変わらない

たとえば最近は、ウコンやターメリックに入っている成分が代謝を上げるなどといった理由から、「朝にカレーを食べなさい」なんて、食品メーカーがらみで大々的にやっている。人気のスポーツ選手が元気いっぱいに「僕の朝はカレーから始まる」なんて爽やかに笑っているコマーシャルを観た私たちは、「そうか、イチローもマー君も朝にカレーを食べているから勝てる

のか！」という発想に陥る。

考えるまでもなくそれは間違った発想です。朝から、油脂のたっぷり溶け込んだカレーを食べて、皆さんはそのあとにイチローやマー君のように何時間もトレーニングをしますか？　しませんね。いままでごはんと納豆で朝食を食べていた人が、カレーに変えたら、一日の摂取カロリーと油脂量が無駄に上がるだけです。

食べ方だけ真似をして、それ以外の生活スタイルはまったく別物で、イチローやマー君のようになれるわけもないのです。

このように、一つの食材や料理を食べることで、人間は劇的に免疫力を高められるものでしょうか？

残念ながら、答えは「ＮＯ」です。もちろん、ニンニクやシヨウガがたくさん入った料理を食べれば、一時的に体がポカポカしたり、発汗作用があるため元気になったような気分にはなります。それは誰もが経験として知っていることでしょう。

ちょっと体の調子が悪いときに、こうした食材を食べて、「よし、元気になった、頑張れそうだ」と感じることは精神面からいっても、とてもいいことです。受験や試合の前に、げんを担いでカツを食べるのと同じことですよね。

ただ、栄養学から見れば、一つの食材を定期的に摂取することで、明らかに永続的な効果が体に見られるということは、残念ながらありません。でも、それがお話としてはいちばん面白いし、誰でも明日から始められるほど手軽なので、ダイエットにしろ、免疫力アップにしろ、繰り返し、繰り返し「これが体にいい」と一つの食材がクローズアップされ、メディアで取り沙汰され、便乗した新商品が続々と出回ります。消費者はそれを真に受けて慌ててスーパーで買い求め、結果、一つの食材だけが高騰するという不思議な消費現象が起きるのです。バナナがいいと何かで読めばバナナを買い込み、納豆で痩せられると聞けば納豆ばかり食べ続ける。そしてひととき、バナナはどこに消えた？　納豆はどこに消えた？　という売り切れ状態になる。こういう状況を作っている人たちを私はかつてより、「みのもんた症候群」と呼んでいます。

改めて断言します。食べるだけで痩せたり、ぐんぐんと免疫力が高まるといった奇跡を起こす、そのようなミラクル食材はこの世に存在しません。

免疫力を上げていくには、食材ではなく、食生活、そして生活全般を見直さなければいけないのです。そして帯津先生が言われているように、「生命場」の在り方そのものを考えていく必要があるのではないでしょうか。

免疫力というのは、食べ物だけでなく、生活環境やそれに伴うストレスにも大きく左右されるものです。それを食材一つで変えようというのが、土台無理な話。生活、いえ、生き方と向かい合ってこそ、人は免疫力を高めることができるはずです。

人類の歴史が始まって以来、初めて「食」が最大の「快楽」となった私たち

とはいうものの、なかなかポジティブに生きられない、自分と向き合えば向き合うだけ、将来を思えば思うだけなんとなく暗澹《あんたん》な気分が漂うのがいまの時代です。戦後、世界に向けてどんどん前進をしていった時代が過ぎて、いまの日本は、帯津先生が言うところの、「大きな社会の場」の力が低下したままで停滞しているように感じます。

私は昨年（二〇〇九年）、『夜中にチョコレートを食べる女性たち』（講談社）という本を出しました。これは私にとって初めて「女

性と食」について書き上げた一冊でもあります。

先も触れたように、食事指導をしていて気がつくのが、がんの低年齢化なのです。特に多いのが、二十代、三十代の女性の子宮がんや卵巣がん、そして乳がんといった女性ホルモンが大きくかかわるがんです。そうした女性たちの多くは、メタボリックシンドロームなどとは無縁のスラリとした見目麗しいお嬢さんたち。読者の皆さんも、二十代や三十代の知り合いの女性で一人や二人、乳がん、もしくは子宮系の手術をしている人の顔が思い浮かぶのではないでしょうか。こうした女性の多くは本当にお嬢さん……つまり、独身だったりします。

月曜から金曜は夜遅くまで仕事に励み、あるいは仕事仲間や友人と外食を楽しんだり、資格取得のための勉強やお稽古事に熱心に取り組む。その結果、日曜日は疲労困憊でアクティブに動く気力を失くし、家に篭もるという生活パターンを何年も続けている人が少なくないようです。皆さん、基本的に真面目です。仕事も外食も勉強もお稽古事も、とにかく真面目に取り組んで……つまり、ゆっくり男性とデートするゆとりを持っていない。これでは、セックスレスとなっていくのも当然の流れではないでしょうか。

国立社会保障・人口問題研究所が十八歳から三十四歳までの男女を調査したところ、五二・二パーセントの男性、そして四四・七パーセントの女性が、特定の交際相手がいない、と答えています（二〇〇五年の調査）。

ではパートナーがいる人はどうなのか。これがまた、せつない数字なのです。日本大学人口学研究所と世界保健機構が二十五歳から五十九歳までの男女を調査したところ、一年間にわたり性交渉がないと答えた夫婦が全体の二九・四パーセントもいたのです（二〇〇七年の調査）。これには当然年齢差も出てきますが、同居年数五年以内の二十代の夫婦、つまりは人生でいちばん「お盛んなとき」（表現が古いでしょうか）であるはずの夫婦ですら、「週に一回以上」あるのは、四二・二パーセントという、実に寂しい結果なのです。

また、世界二十六カ国を対象としたある調査では、「週に一回以上性交渉がある」と答えた割合の多い国のトップはギリシャで八七パーセント、二位がブラジルの八二パーセント、三位がロシアで八〇パーセント、四位は中国の七八パーセントと続き、さて日本はといえば予想を裏切らずに……ぶっちぎりの最下位で、三四パーセントでした。この悩ましい現実問題を改善しない以上、国がいくら少子化対策だといって血税から「子ども手当」を配っても、少子化問題は解決しないような気がしてなりません。

さて、話が少しそれましたが、私は若い女性の患者さんの食事指導をしながら、こうしたいまの日本人の「性の貧困」問題を抜きに食生活の改善はできないのではないかと考え、『夜中にチョコレートを食べる女性たち』という本を通して警告をしたのです。

「性の貧困」とは、何もセックスの回数だけの問題ではありりま

「週1回以上性生活がある」と答えた人の割合

1位	ギリシャ	87%
2位	ブラジル	82%
3位	ロシア	80%
4位	中国	78%
5位	イタリア、ポーランド	76%
7位	マレーシア	74%
8位	スイス	72%
26位	日本	34%

（調査対象：26カ国、2万6032人）
「デュレックス・セクシャル・ウェルビーイング・グローバル・サーベイ」（2007年）より

せん。終身雇用制度の崩壊等、働き方の問題やあるいは草食化する男性の増加など（アダルトビデオを見過ぎて日本の男性がセックス下手になっている傾向も含めて）……さまざまな社会的要因が絡み合って妊娠・出産・子育てといった本来の女性の性が肯定されづらい状況、これこそが「性の貧困」なのです。

人間の最大の快楽である「性」が閉ざされて、それでは何に快楽を求めるのか？　それが「食」なのではないか？　多くの女性の話を聞いている中で、そう感じています。性の快楽はある程度、食の快楽に置き換えることが可能なのではないかと。「官能」という言葉は、性的なニュアンスで使われることが多いですが、本来は感覚器官の機能全体を指す言葉です。恋愛もデザートも、甘くてとろけるほどに心地良い。感覚的に近いものがあるのでしょう。

「本物の女性と付き合うのはなんだか面倒くさい」と、生身の人間ではなく、ゲームやアニメの中の〝二次元〟の女性を心の恋人とする若い男性が増えていく一方で、夜中に一人で食べるチョコレートやアイスクリームを心の恋人とする若い女性も増えているようです。もちろん、チョコレートではなくてお酒、という女性もいるでしょう。

そうした女性のメッカであるはずの、東京・有楽町西武百貨店の閉店が決まりました。その報道があったとき、知人の女性がこんなことをつぶやきました。

「だってあのデパート、地下に食品売り場がなかったんですもの。確か地下は靴売り場じゃなかったかしら？　ショッピングに行く度に二万も三万もする靴を買えるわけがありませんから、あれでは気軽に入れません。それに比べ、有楽町西武から目と鼻の先のプランタン銀座は、ドーナツでもプリンでもチョコレートでも、いつも最先端を行くスイーツが揃っているから、プランタンのほうが気持ちが上がります」

なるほど、と私は膝を叩きました。甘いものがいっぱいの「デパ地下」なくして、もはや百貨店経営は成り立たない時代なのかもしれません。外国人観光者のための日本のガイドブックにも「DEPA-CHIKA」という言葉で紹介されているほど、面白い光景のようです。週末の夕方などにデパ地下を覗くと、若い女性が連れ立って水族館のカツオの群れのように周遊している姿も見られます。特に女性だらけなのが、ケーキが並ぶガラスケースの前と、パンのコーナー。「ただいま○○パンが焼き上がりましたぁ」という店員の声を聞くや否や、トレーとパンをつかむトングを持った女性が群れをなしている……若い女性にとってデパ地下はディズニーランドよりも楽しい場所かもしれません。いや、女性だけと言いきるのは、もはや時代遅れ。いまやケーキやパンにとことん詳しい、「スイーツ男子」なる言葉さえ、もてはやされる時代。上司から呑みに誘われるのはうんざりで、自宅でまったりとゲームをしながらコンビニメシを食べるほうが楽しいと答える独身男性が圧倒的だといいます。

確かにここ一、二年、コンビニではとても女性向けに開発したとは思えない、特大サイズのシュークリームやプリンが見られるようになりました。元横綱や硬派で名の知れた俳優が、スイーツショップのガイドブックまで出していますから、トングとトレーを持って目を輝かせる若い男性がこれから増えてくることでしょう。

「スイーツ好きで何が悪い？　そんなの僕の勝手だろう」と言われればそれまでですが、「生命場」がいちばん高まるところがデパ地下で、焼きたてパンをゲットしたときが生活の中においていちばんテンションが上がる瞬間だという人がこれ以上増えていくとしたら——世の中全体の「場」のエネルギーが良い方向に高まらないのは明らかです。

スタミナ食で免疫力を高める、という考え方は正しいか？

いまは元気だとしても、将来の病気リスクを考えるのであれば、ダイエットだからと日々の食事の量を抑え、その分夜中にチョコレートやアイスクリームなどのお菓子や乳製品を食べてストレスを解消するような生活は、今日からやめるべきです。

乳がんリスク、子宮系のがんリスクを考えたら、冷蔵庫にあるチョコレートとアイスクリームを直ちに捨てるべきです。また、「炭水化物抜きダイエット」の本を愛読しているとしたら、その本もすぐに破り捨てなさい、と若い女性の皆さんには申し上げたい。

しかし、これが「人間と食」の関係における、難しいところでもあり、大変面白いところでもあるのですが、たとえば「夜中に食べるチョコレート」が、その人にとって、いまの生活における最大の「快楽」だとしたら、むやみにその「快楽」を取り上げてしまうのも、実は良い方法にはならないのです。

不思議なもので、チョコレートでもアイスクリームでも、もしくは酒であっても焼き肉食べ放題でも、どんな食べ物でも、人間にとって「毒」にも「薬」にもなります。

毒になれば免疫力は落ちて、薬になれば免疫力は高まる。同じ食べ物を毒にも薬にもしてしまうのは、栄養素や効能の話とはまた別で、その人の「心」が大きく影響してくるのです。

たとえば、コーヒーもその一つ。コーヒーで目が覚め、仕事がはかどるという人がいれば、一方で、ナイトキャップとして一日の終わりにコーヒーを飲んで心を落ち着かせる人がいる。このように同じコーヒーでも、影響の仕方が相反するということが多々あるのです。

さて、免疫力の話をすると、「スタミナ食の効能」について質問されることがあります。

「私は、徹夜明けで体が弱っているときには必ず焼き肉を食べて免疫力を高めます」

「私の場合は、ニンニクとネギたっぷりのとんこつラーメンでスタミナをつけます」

「ところでスタミナ食は本当に効くのですか?」と。

肉体が疲れているとき、肉を中心としたスタミナ食を食べることによって自分の免疫力が高まっている気がする、といった経験を日常的にしている人も少なくないでしょう。若い人ほどそうかもしれません。

だから都会の焼き肉店などは、明け方まで営業しているところが多いのです。深夜営業の豆腐料理の店などまず見たことがありません。

確かに、「スタミナ食」と「免疫力」とは切っても切れない関係にあると思います。

しかし、不思議に思うのは、「あなたにとってのスタミナ食とは何ですか？」と尋ねたとき、焼き肉の人もいれば鰻の人もドジョウの人もいるし、水炊きの人もいれば餃子と答える人もいるでしょう。てんでバラバラなのです。これも先ほどの話と根本は同様で、もし何かの料理に絶対的に免疫力を高める成分が入っていたとしたら、皆さんの答えがこんなにバラバラにはならないわけです。

スタミナ食に入っている栄養素がそのまま免疫力を高めているわけではなく、「この食べ物が私には効く！」という「心」の在り方が免疫力を高めていると言えそうです。つまり、食べたくもないのに、無理矢理、焼き肉や鰻を誰かに食べさせられるよりも、自分が「これはスタミナがつきそうだ」と思えるものを直感的に選んだほうが、よっぽど効能があるのです。

ただ、私自身の経験から一つだけ言えるのは、匂いの強い食材は毒性も高く、その分、薬にもなりやすいということです。

たとえば先ほど挙げたような、テレビや雑誌でただいま大人気の免疫力を高める食材、ショウガやニンニク、ネギといったものはいずれも匂いの強い食材です。焼き肉のタレにはこれらの食材が必ず入っています。

いわゆる薬味と呼ばれるものも、匂いの強いものが多いのです。私は蕎麦が大好きですが、どんなに評判のいい蕎麦屋に行っても、ネギやワサビの薬味がなければ台無しです。ウチの蕎麦は薬味なしで粋に食べてください、と店のご主人に得意げに言われたら、間違いなく力が抜けてしまいます。しかし、子どもは滅多にこうした薬味を入れません。寿司屋に行ってもサビ抜きで食べています。子どもたちが嫌いな野菜といえば、ピーマン、セロリ、ネギ、パセリ、シソといった、匂いの強いものがほとんどです。それは、子どもたちが無意識にそうした食材に刺激成分があることを知っているからなのです。

私はこの説を実証したくて、以前、三日間ほど長ネギばかり山ほど食べるという実験を試みました。他のものは一切食べずに、です。三日目には、体がふわふわと浮いてくるような不思議な感覚に陥りました。実際に経験したことがないので定かではありませんが、夢遊病というものは、こんな感覚かもしれないとそのときに思いました。硫化アリルを多量に摂取したせいでしょう。ちょっとした幸福感と、どこかだらしのない快感に包まれる。つまり、こうした匂いの強い野菜は、体の免疫力そのもの、というよりも気分を高揚させる効果が大きいのではないでしょうか。それはそれで、「元気になる」のだとしたら、上手に活用するべきです。ただし、ちょっと気持ちがいいからといって、私のこの「ネギばっかり実験」をお勧めしているわけではありませんので、真似しないようにしてください。クレームは受け付けません。

食は、生命を維持するだけのものではない。それが人間の面白いところ

食を研究していて面白いのは、何事も一概に言い切れないというところにあります。食の問題は、すべてが科学で解明できる問題ではありません。すべてが解明されるくらいなら、私はこの仕事をとっくの昔に辞めていたと思います。同じ食材でも、

免疫力が上がる人と、そうでない人がいる。食べ方だってそうです。

人間がほかの動物と決定的に違うこと。

それは、「食」が、ただ生命を維持するためだけの行為ではない、ということなのです。「食」と「心」はセットです。一人で鬱々と食事をするより、好きな人とお喋りを楽しみながら食べたほうが免疫力が上がる人もいます（もちろん一人の食事が最高に楽しいという人もいるでしょう）。どんなに素晴らしい料理でも、苦手な人や気を遣わなければいけない人と一緒の席では美味しいんだかそうでないのか、味がよくわからないこともあります。

免疫力を下げる大きな要因がストレスにあるとしたら、ストレスになる食べ方、ならない食べ方も人それぞれなのです。

免疫力を上げるためにと、本来の自分の嗜好に反する食事だけを続けていると、ストレスを溜め込んで、逆効果になってしまうことも大いにあり得ます。

自分と向き合い生きることをしてはじめて、食とも向き合えるのだということを忘れないでほしいのです。

免疫力の強い人、弱い人

——帯津良一

生命場のエネルギーが弱くなると、免疫力も低下する

先の幕内先生のお話は、実に興味深いものです。

幕内先生は、長年「食」を仕事にしているのですから、食についてすべてを解明しなければならないと思われる人もいるかもしれませんが、食が人間とかかわっている限り、すべてを解明することなど不可能なのです。

それは、私が携わっている医療でも同じことが言えます。

日進月歩で研究が進んでいる医学ですが、それでも人間の生死において解明している部分は、まだほんのわずかなことでし

かありません。

「自然治癒力」も、人間ならば誰にでも備わっている力であるのに、そのメカニズムはほとんど解明されていないのですから。

もっとも、患部だけを叩いて治そうとする西洋医学が、いままでこの力にあまり注目しなかったという背景もありますが、人が何処から来て、なぜ生まれ、なぜ死ぬのか、死んでからどこへ行くのかは、科学の力では永遠に解き明かされないテーマだと思います。

数年前にがんで亡くなられた、哲学者の池田晶子《いけだあきこ》さんは、著作の中でこう仰っています。

生きることが奇跡なら、死ぬことだって奇跡である。花が散るのが無常なら、花が咲くのも無常である。無常だ、はかないという嘆きではない。何が起こっているのかという驚きである。
(『人間自身 考えることに終わりなく』新潮社)

我々がいまここに存在していることが奇跡なのですから、奇跡そのものである我々が、そう簡単に存在理由を解き明かせるわけがありません。

さて、ここでもう一度、免疫力と自然治癒力について説明しておきましょう。

自然治癒力に近いものとして、そのメカニズムが科学的にある程度解明されているのが免疫であると言えます。ただ、本当にまだ「ある程度」なのです。

日本において免疫研究の第一人者は、現在東京大学の名誉教授でもある多田富雄《ただとみお》先生です。彼は一九七一年にサプレッサーT細胞（T細胞の中で免疫反応を終わらせる指令を出す細胞）という大発見をし、免疫に関する数々の本を出版しているのですが、その多田先生をもってしても免疫学はまだまだ発展途上だと言っています。

十九世紀、西欧では結核とコレラが大流行しました。この恐ろしい病気が、ドイツのロベルト・コッホによって菌によるものだと判明したのが一八八二年頃。その後、日本の北里柴三郎《きたさとしばさぶろう》が破傷風菌やペスト菌を発見し、志賀潔《しがきよし》が赤痢菌を発見。そして、十九世紀末になってフランスのルイ・パスツールが、「伝染病にいったんかかって回復をした人は、同じ病気に再びかかっても致命的なことにはならない」と気がついたのです。こうした背景が免疫学の始まりですから、長い医療の歴史から見れば、まだごく最近の学問ですね。免疫のことが全部わかれば、その奥の、司令塔である自然治癒力のことも自ずと解明されてくるのでは、と私は期待しているのですが。

多田先生も仰っていますが、免疫を研究するうえで、「私とは何か？」という哲学的な問題が切っても切り離せないわけです。

自分以外のものを攻撃するのが免疫だと思っていたら、自分を攻撃することもあれば、自分でないものなのに、侵攻を許してしまうこともある……実にミステリアスな動きをしている。リンパ球とか、マクロファージとかサイトカインをこんなにミステリアスに動かしているのは何者なのか？　と考えたとき、多田先生は「遺伝子と場の情報なのではないか」とひらめいた。すべてが遺伝子にプログラミングされているわけではなく、生活の仕方や、心の問題、「場」の在り方で、免疫細胞はいくらでも違う動き方をするらしいのです。

私も、「場」のことをいつも考えていますから、この話を聞いたときは実に面白かった。ああ、多田さん、好きだなあと思いました。

自然治癒力は、普段はおとなしくしていて生命場のエネルギーが下がったときに、活動を始めます。それに対し、免疫力は休まず働いているのです。スポーツチームに喩えるなら、自然治癒力はチームリーダーや監督のような立場。免疫力は最前線、フォワードのような立場。サッカーならフォワードでも状況によって攻撃をすることも、守備に徹することもあるように、免疫力とは体内に異物と見られるものが入ってきたとき、それを排除しよう、防御しようとするシステム＝自己防衛機能（生体防御）と、異物によって傷つけられた組織を修復しようとするシステム＝自己再生機能（生体修復）の連携プレーで成り立っています。

また、感染症のように外部から入ってきた異物だけでなく、自己組織が何かしらの変化を起こしてできた異物、つまり、がん細胞のようなものも排除しようとします。しかし、がんをすべて排除するのはなかなか難しい。がん細胞は、もともとは正常な細胞なのです。それが何らかの理由で突然変異を起こし、普通の細胞と一緒に増殖していく。フォワードの攻撃をうまく交わし続けながら大きくなり、気が付いたらこちらのゴールの真ん前に大きく立ちはだかっていたということが多くあるのは、このためです。

こうした免疫力を司っている細胞が、白血球です。白血球をさらに細かく見ていくと、主に三つの球でできています。それぞれが大変素晴らしい働き方をしてくれています。

一つ目が、マクロファージ（単球）と呼ばれるもの。マクロファージとは、大食いという意味で、すなわちこの細胞は「大食い細胞」なのです。このマクロファージが、体内に入ってき

白血球の主な種類

白血球の数は、血液1μl（1000分の1ml）中に4000～9000個といわれています。ただし、活発なときや、睡眠時など、一日のうちでも大きく変動をします。顆粒球60パーセント、リンパ球35パーセント、マクロファージ5パーセントくらいが理想とされています。

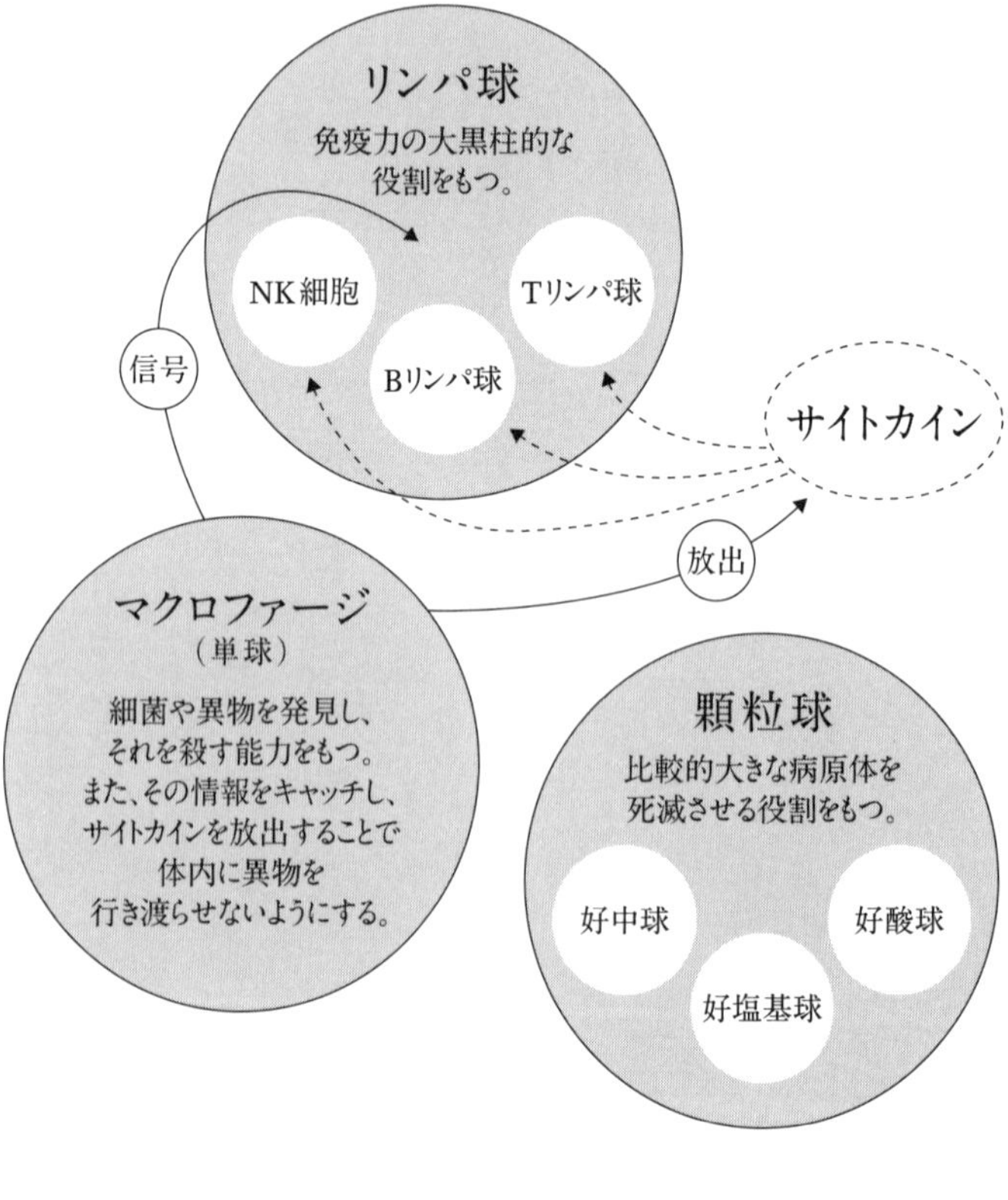

リンパ球
免疫力の大黒柱的な
役割をもつ。
NK細胞
Tリンパ球
Bリンパ球
信号
サイトカイン
放出
マクロファージ
（単球）
細菌や異物を発見し、
それを殺す能力をもつ。
また、その情報をキャッチし、
サイトカインを放出することで
体内に異物を
行き渡らせないようにする。
顆粒球
比較的大きな病原体を
死滅させる役割をもつ。
好中球
好酸球
好塩基球

た異物を発見してくれます。発見するだけではなく、それを取り込んで殺し、さらには発見した異物の情報を同じ白血球内のリンパ球へと伝達。さらに、サイトカインという細胞間で情報を伝達する物質を放出することで体内に異物が行き渡らないようにしてくれるのです。

二つ目が、顆粒球と呼ばれるもの。顆粒球は、さらに好中球・好塩基球・好酸球という三つの物質から成り立っていることがわかっています。顆粒球は細菌など、比較的大きな病原体を死滅させる働きをしています。

そして三つ目が、先も登場したリンパ球と呼ばれるもの。免疫力の大黒柱は、このリンパ球です。リンパ球は、Tリンパ球・Bリンパ球・NK細胞という三つの物質から成り立っていることがわかっています。先ほどのマクロファージからの異物情報をTリンパ球が受け取り、さらにTリンパ球はBリンパ球へと伝達します。Bリンパ球は、受け取った情報を基にして抗体を作るシステムを持っています。

また、最近特に耳にするのが、NK細胞という言葉かもしれません。この細胞は、「ナチュラルキラー細胞」とも呼ばれています。名前からしてちょっと他のものより強そうですよね。このNK細胞は発見されてからまだ四十年も経っていません。

NK細胞は、Tリンパ球やBリンパ球と性質が違い、マクロファージからの情報を伝達されなくとも、異物に攻撃する働きを持っています。そのほか、この細胞が昨今よく聞かれるようになったのは、がん細胞を攻撃する力を持っており、がん免疫の最前線にいると考えられるようになったからです。ＮＫ細胞が活発に活動している人にはがんが少ないという研究結果も発表され、がんの予防や治療に光明が見出せるのではと日々研究が進められています。研究によれば、ＮＫ細胞にはβ－エンドルフィンというホルモンレセプター（受容体）があるそうです。β－エンドルフィン自体は脳から分泌されます。リラックスしたり、笑ったり、楽しい気分のときにたくさん分泌されます。このβ－エンドルフィンがホルモンレセプターを通してＮＫ細胞と手を組むと、ＮＫ細胞を増殖させたり、活性化させることができるそうです。ストレス状態にあると分泌は抑えられ、結果的に免疫力も弱ってしまうという仕組みです。

このように、免疫細胞はストレスによってその働きを弱めてしまうのです。もちろん、ストレスの受け止め方には大きな個人差がありますが、過度のストレスが長期間かかると、交感神経が優位に立って、「ストレスホルモン」が大量に放出されることが科学的にわかっています。ストレスホルモンが放出されると、心臓の鼓動を早めて血管を収縮させ、内臓の働きが低下してしまいます。また、ＮＫ細胞の動きも低下させてしまう。ストレスは免疫力の大敵なのです。

しかし、何をストレスと感じるのかは、実に個人差がありま す。賑やかな場所のほうが好きな人もいれば、静かな場所でないと落ち着かない人もいるでしょう。仕事に追われているほうがストレスを感じない人もいますし、少しでも仕事が増えると胃が痛くなる人もいます。

ただ、一つだけ言えるのは、いま、地球全体の「生命場」としてのエネルギーが低下しているため、それが個人個人のストレスにも密接に繋がっているということです。

花粉症などのアレルギー疾患は免疫力が過剰に働くために起こる疾患といわれています。こうした病気が増えている背景には、先ほどお話したような有史以来かつてなかったほどのストレス社会と滅菌思想、外部と己を遮断しても生きていけるという「個」を重視したライフスタイルが少なからず影響しているように思われます。

中国医学では、健康と病気の定義を次のように語ります。

[健康] 気が一定量、体内を滞りなく循環している状態

［**病気**］気の量に過不足が生じたり、気の流れに滞りが生じた
状態

病気の「気」も元気の「気」もこの気のことです。
気合が入る、気力が出る、気分がいい、覇気がある……そう考えてみると、生きることと関係する日本語に、いかに「気」という漢字が使われているか、驚くほどです。そして、呼吸法においても、「気」という言葉は欠かせません。その究極ともいえることわざが、「病は気から」かもしれませんね。もっともこの場合は、気持ちや気合といった意味合いが強そうですけれども。

それほどまでに中国医学は、生命の根源物質として「気」と

いう存在を重視しています。西洋医学的にその実体は証明されていませんが、人間なら誰しもが、「気」というものの存在は感じているはずです。気合を入れるときや緊張したときは、自然と臍《へそ》の下、ちょうど丹田のあたりにグッと力が入るものです。

血液やそのほかの水分が体を巡っているのも気の力である、と捉えています。ストレスを受けて便秘になったり、下痢をしたり、胃が痛くなったりするのもストレスが気を乱しているからと考えられるでしょう。

気が乱れれば、免疫反応も乱れます。近代急激に増えた花粉症や気管支喘息《ぜんそく》、アトピー性皮膚炎などのアレルギー疾患は、免疫が過剰反応を起こし、間違えて味方の細胞まで攻撃してしまった結果なのです。というわけで、免疫力を上げたい、乱れを整えたいと思われるなら、その前にストレスをできるだけ取り除き、生命場の歪みを整えていく生活を心がけましょう。たとえば、胃潰瘍になったなら、まずは胃腸科に行って診断をしてもらい、処方された薬を服用することが大切。ただ、それと同時に生命場の歪みを整えなければ、胃潰瘍は短期間的には治療されたとしても、根本的な治癒には至らないと言えるのです。

西洋医学で臓器の治療を行ったうえで、生命場の歪みを、自分に合いそうな東洋医学を取り入れながら整える。

これが、免疫力を高める生活です。

ストレスがゼロののっぺらぼう生活でも免疫力は低下する!?

ならば、免疫力を高め、生命場のエネルギーを高めるためには、ストレスがまったくない状態が望ましいのでしょうか？

それもまた、あまり良い状態とは言えません。

先ほどもお話したように、自然治癒力というのは、免疫力よりもっと深いところでの動きであり、免疫力に対してのチームリーダー、司令塔のようなところにあって、生命場のエネルギーが低下したときに初めて働き出すわけです。免疫力と違い、通常はおとなしくしています。つまり、まったく生命場のエネルギーが低下しないような、喜怒哀楽も薄い、激しく動き回ることもまったくないという、単調きわまりない〝のっぺらぼう〟的な生活をしていると、自然治癒力は怠けっぱなしになってしまうのです。

いざ試合だというときに普段からトレーニングや実践練習を積んでいるほうが有利なように、私たちの体というのはある程度変化のある生活状態に置かれているほうが自然治癒力は刺激され、ここぞというときに、いい動きをしてくれます。つまりある程度のストレスであれば、一日のうちに交感神経と副交感神経がバランスよく働き、自然治癒力にとってはプラスの刺激になるのです。それまで忙しくしていた仕事を辞めたり、退職をしたりして、何十年も味わったことのなかった長い休息の日々を手に入れた矢先に、皮肉にもがんが発覚してしまうというケースも、たまに見られます。

とにかくストレスを回避しようと思うよりは、ある程度のストレスの負荷を受けながら、怒るときは怒り、悲しいときは涙を流して悲しみ、その分楽しいときは大いに笑う。気持ちを無理に押し殺すことなく感情豊かに生活することが人間らしい生き方なのです。

中国医学には、古代から五行学説という哲学がありますね。

万物は、木・火・土・金・水の五つの物質から成っているという「五材」の概念が発展していき、世の中の事柄はすべて、また、人間の持っている力もこの五つの特徴に当てはめて考えることができるというものです。

木の特徴	外からの力によって湾曲したり、真っすぐ伸びたりするのが樹木の特徴。自然界の事物や現象に曲直の特徴があるのは、木の範囲に属する。たとえば、人の四肢が曲がったり伸びたりするのは木の作用ということができる。
火の特徴	炎が盛んに燃え上がるさま。物が燃焼し過度に旺盛になって燃え上がるのは火の特徴。このように過度に旺盛するのは火に属する。人が高熱を出した場合や、かんしゃくもちで怒りやすいのは一般に火気が旺盛したものということができる。
土の特徴	自然界の一切の物質は土地の上に載っている。土には物を載せるという特徴があり、夏は土の範囲に属する。金、木、水、火の作用は、土の物を載せるという特徴の基盤の上に生ずるので、土は五行の中で最も重要なもので、万物の母といわれている。
金の特徴	音を発するのは金の特徴。自然界の事物や現象で音声を出すのは、みな金に属する。たとえば、話す声が低かったり、しわがれ声だったり、咳などは一般に金が病にかかったものであり、このように声に関係あるものはみな金に属する。
水の特徴	水は自然の状態では冷たいので寒冷は水の特徴である。自然界の一切の事物や現象が寒冷であれば、水に属する。たとえば、冬は五行では水に属するといわれている。

五行思想は、もう一つの中国古代からの思想である陰陽思想（万物はすべて、陰と陽の二つに分けることができるという思想）と春秋戦国時代（紀元前八世紀〜三世紀）に合体し、陰陽五行という思想が生まれました。これを核として、紀元一〜二世紀に中国医学は体系化されたといわれています。この五つの特徴は、「相生《そうじょう》」、「相剋《そうこく》」といって、相互に依存している関係でもあります。次の頁の図のような関係図です。

「五行相生」

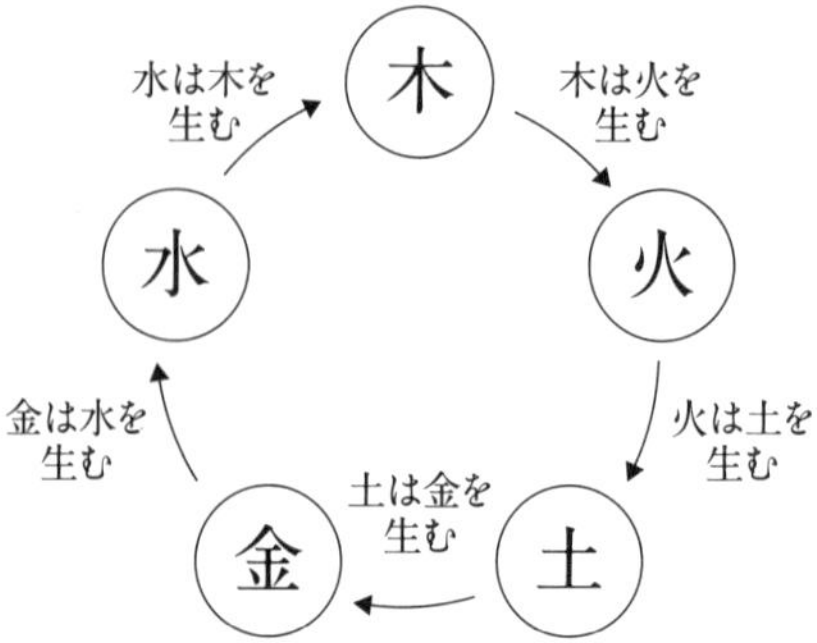
木
火
土
金
水
木は火を生む
火は土を生む
土は金を生む
金は水を生む
水は木を生む

「五行相克」

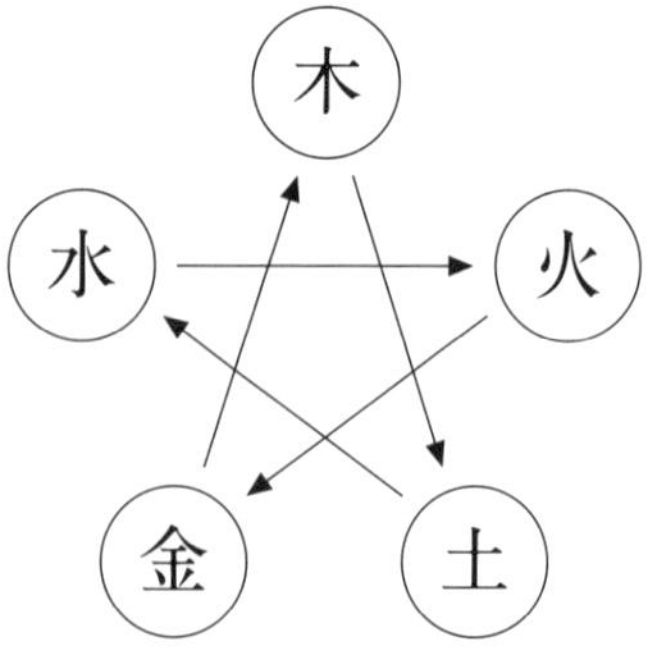
木
火
土
金
水

この関係は、人間の体にも当てはめて解釈することが可能であり、人間の内臓のうち五臓は次のように関連づけられています。

［木］→肝臓
［火］→心臓
［土］→脾臓
［金］→肺
［水］→腎臓

中国最古の医学書といわれている『黄帝内経《こうていだいきょう》』（こうていだいけい、ともいう）には、次のようなくだりがあります。

「怒りは肝を破り、喜びは心を破り、思いは脾を破り、憂は肺を破り、恐れは腎を破る」

度を超して怒りっぽい人は肝臓に影響があり、はしゃぎ過ぎたり、興奮し過ぎるきらいのある人は心臓に影響があり、クヨクヨと悲観的に考え過ぎる人は脾臓に影響があり、何事も心配し過ぎて気分が悶々と憂鬱になってばかりの人は肺に影響があり、怖がってばかりの人は腎臓に影響がある、というような意味です。

楽しいときに分泌量が増えて、ストレスがかかると分泌量が減るという、β－エンドルフィンが発見される千年以上も昔に心と体はかくも密接であるということを中国医学の賢人たちは見抜いていたのです。

感情豊かに生きましょうとはいっても、度を超したイライラや短気に振る舞うのはもちろん禁物です。
貝原益軒《かいばらえきけん》先生の『養生訓』にも、感情と生き方について、次のような言葉があります。

日頃から元気を消耗しないように気をつけて、しゃべり過ぎず、七情を程よく整えるとよい。とりわけ、怒り・悲しみ・憂い・思いを減らすように努めること。『怒』と『欲』は最も得を傷つけて、生を損なうものである。

ここでいう七情とは、「喜・怒・憂・思（心配や不安）・悲・恐・驚」の七つの感情のことです。

人間は本来、悲しみを持った存在。そのことを受け入れ、向き合うことが大事

中国医学においても、「情志を伸びやかに」という言葉がよく出てきます。そもそも人間というのは悲しみを持った存在です。どんなにあがいても、まったく悲しみのない人生など送れるわけがありません。悲しい出来事から逃げるのではなく、正面から向き合うことが大切です。悲しみを経験し、悲しみの乗り越え方を理解している人のほうが、柔軟で強靭な心を持つことができます。がんの患者さんの中でも、何度も何度も再発を繰り返しても「もうダメだ」と嘆いて放り出すことなく、「ま

だまだ大丈夫」と、諦めずに気功やその他の治療法を続けていける人はやはり、強いものです。

悲しみの多い人生の中で、ときには明るく嬉しい出来事も訪れます。嬉しい事が何もない人生というのも、この世には存在しないはずです。それは、その人が気づこうとしていないだけかもしれません。嬉しい出来事があれば笑いがもたらされ、ＮＫ細胞も増えていき、自然治癒力も高まります。がんの予防というのは、心の持ち方が七割、食べ方が三割くらいであると私は考えています。もちろんこの食べ方も、幕内先生が話しているように心と密接にかかわってくる。

心の持ち方というのは、一生をかけて大きな生きがいを持つ、ということでもあります。死んで終わるものではなく、死をも貫くようなしっかりした生きがい。自分の生命場は宇宙全体と繋がっているのです。大きく呼吸を吐くように、気持ちも外へ、外へと向かわせること。自分という存在はこの肉体の中にあるのではなく、もっともっと大きな場の中にあるのです。

免疫力と長寿食

——幕内秀夫

長生きできるのなら、死んでもいい。百歳まで生きたい願望

人は誰しも、不老長寿に憧れます。人類の叶わぬ夢が不老長寿なのです。何もこれはいまに始まった話ではなくて歴史を紐解けば、中国には「徐福《じょふく》伝説」というものがあります。

『司馬遷の『史記』によれば、いまから二二〇〇年ほど前、すべての権力を手に入れた秦の始皇帝は、その晩年、不老長寿を願うようになり、方術を行う方士を雇うようになりました。徐福も方士として秦に仕えた一人です。徐福は始皇帝にこう具申します。

「東方の三神山に長生不老の霊薬がある」と。

始皇帝はすぐに、ならばその霊薬を取って来いと命を出し、徐福は三千人の童男童女と百工（技術者）を従えて東方に、長生不老の霊薬を探す旅に出るのです。戦争に行くわけでもないのに、お供が三千人です。不老長寿への、始皇帝のただならぬ期待が伺えます。

この東方、というのが日本のことであり、日本の各地には徐福伝説といわれるものが様々に残っているのです。徐福が求めた霊薬とは、昆布だった、いや、キノコだったなど、各地に諸説ありますが（徐福は日本には来なかったという説もあります）、つまりは二二〇〇年前から現在まで、「長寿の鍵は食が握っている」という思いを人類は変わらずに持っているということです。

古より、長生きはおめでたいこととされました。平安時代の文献によると、四十歳から長寿を祝ったということです。当時の四十歳が、きっと現在の八十歳くらいのイメージなのでしょう。ところがいまの日本では、八十歳などもう珍しくもありません。長生き、というイメージを皆さんは何歳くらいだと考えますか？「百歳」と答える人が多いのではないでしょうか？どうにか頑張って、百歳まで生きたい――こうした目標を持っている方はたくさんいるはずです。現に、知り合いの知り合いくらいには、百歳でも元気に暮らしている方が存在しているでしょう。

先ほど述べた長寿の村・山梨県棡原村の入り口、棡原大橋の

日本人男性の平均寿命の推移

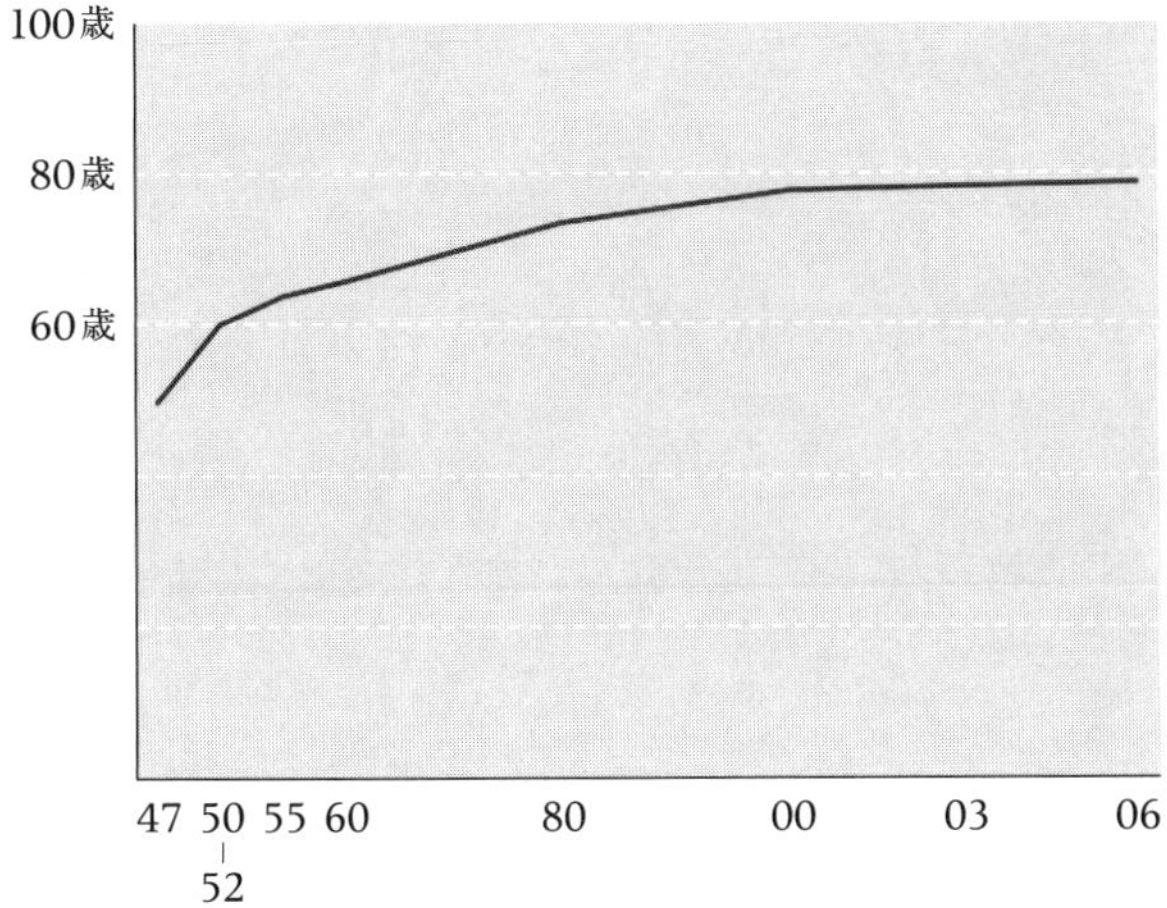

日本人女性の平均寿命の推移

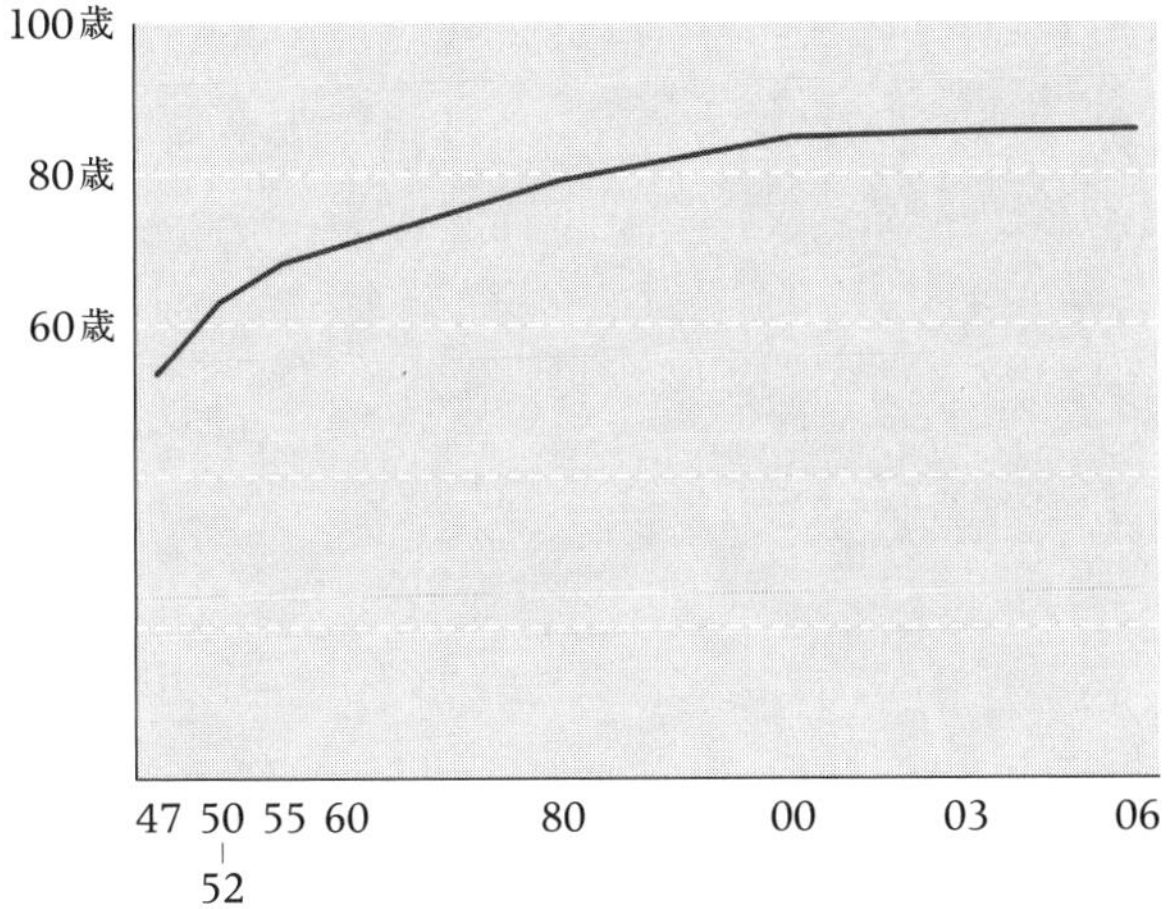

※00年までは5年毎、以降は毎年　※1970年以前は沖縄を含まない
出典：厚生労働省『日本人の平均余命』

あたりには「長寿村棡原」の石碑が建てられており、その石碑の背面に、次のような言葉が刻まれています。

『鶴川の河岸段丘に発達したわが棡原は、山紫水明、耕して山頂に至る。古来村人は健康で人情に篤く、粗衣粗食、耕雲種月の日々を楽しんできた。穀菜食を主とし、肉食を嗜まず、女性は多産且つ母乳豊富、老人は皆天寿を全うし、まさに身上不二の桃源郷である』

※耕雲種月《こううんしゅげつ》……雲を耕し月に種を植えるように理想を高く掲げて、ひたむきに努力するという意の禅語。

老人が皆、天寿を全うする——不老長寿が全人類の叶わぬ夢であっても、すべての人が天寿を全うできたなら、それは人間の理想の世界、まさに桃源郷と呼ぶべき場所でしょう。

私は、この村を訪れたのと前後して、ある一冊の本と運命的な出合いをしました。東北大学の近藤正二《こんどうしょうじ》名誉教授が書いた、『日本の長寿村・短命村』（サンロード・現在絶版）という本です。

そもそも、棡原村を長寿村として世の中に紹介したのは、先述の古守先生と、この近藤正二先生なのです。近藤先生は、この本のタイトル通り、日本中の長寿村、短命村といわれている地域を調査しました。いまのように交通手段が発達していない頃、昭和十年代から、三十年以上をかけて全国の千あまりもの地域を訪ね歩き、その土地の人々が何を食べているかを調べたというのですから、その一心不乱さには頭の下がる思いです。

食生活と長寿の関係について、これほど大規模に調査、研究した学者は、日本で初めてでしょう。世界的に見ても非常に珍しいと思います。アメリカ人の食生活を揺るがせたマクガバンレポートも、発表されたのは一九七七年（昭和五十二年）のことですから。

そして長寿村の人々が食べていた代表的なものとして、近藤先生は、野菜、海藻、大豆、ゴマ、小魚の五つを挙げています。もちろん、地域によっては海藻や小魚が手に入らないところもありますから、全国共通とは言えません。ただ、現代の食生活から言えば、この五つではご馳走になるようなメニュー、つまりは飽食にはなり得ないということです。

近藤先生は、国内と同時にハワイに住む日系人の食事の調査も行いました。そして、奇妙なことに気がついたのです。当時、七十代や八十代だった日系一世の人たちはかくしゃくとして元気な方がたくさんいるのに、ハワイで生まれ育った二世の四十代や五十代は病気の人が多く見られたり、早死にしているということでした。

つまり、奇しくも滅びゆく長寿村と謳われてしまった、棡原と同じ現象が起きていたのです。同じテーブルを囲んで食事をしている日系人の家族。しかし、一世は野菜を中心に肉を少し、という食べ方をしているのに対し、二世の食べ方は肉を中心とした、より欧米化した食生活だったそうです。その結果として、日系人には、それまで日本人には少ないとされていた心臓病やがんで死ぬ人が増えている。つまり、こうした成人病は、遺伝よりも、日々の食生活の影響が大きいことを指摘しています。

いまでこそ、「食原病」などという言葉は珍しくありませんが、先見の明があったと思います。そして、近藤先生は日本国内でもいずれ同じ現象が起きると警告をし、いまの日本はその警告どおりの道を歩んでいます。

油と砂糖にまみれた食生活に子どもの頃から馴れてきた世代が、果たして百歳まで生きられるのか？

百歳まで生きられたとしても、健康な百歳なのか、寝たきりの百歳なのか？　少なくとも、わが子を自分よりも先に逝かせたくなかったら、まずは食生活を見直すべきです。

長寿は年齢ではなく、質で考えるべきである

近藤先生の影響もあり、私も、日本国内はもちろん、世界の長寿の地域を訪ね歩きました。思い出せないほどたくさん行っているのですが、その中で鮮烈な印象が残ったのが、中国の西端、新疆ウイグル自治区に行ったときのことです。この村はタクラマカン砂漠と山脈に挟まれた盆地にあり、まさに、桃源郷という名にふさわしい神秘的な風景でした。

この自治区には、漢民族、ウイグル族、カザフ族、回族などが住んでいますが、長寿といわれているのは、ウイグル族の多

く住んでいる場所です。砂漠ですから、植物の生育には適していません。したがって、動物性食品に頼る食生活が中心となります。主な主食は、小麦粉を水で練って、かまどで焼いた「ナン」と呼ばれるものです。酵母（イーストなど）は使われないので、無発酵パンと呼ばれています。少し時間をおくとカチンカチンになります。

しかし、何よりも私の印象に残ったのはそうした食生活のことではありません。この地域の立派な髭を蓄えた人たちに年齢を訊くと、「私は二百歳だ」「私なんか三百歳だ」という大ざっぱな答えが返ってきます。

二百歳？　三百歳？　いくらなんでもそれはあり得ない。その方に付き添っていた娘さんに年齢を訊くと、「私は三十歳だ」

と言います。娘が三十歳なら、一体あなたはお幾つのときに子どもを作ったんですか？　と。男性は、ニコニコと笑っている。そうこうしているうち、はるばる日本からやって来て真面目に年齢を調査している自分のことが、なんだかおかしくなりました。長寿であるご本人たちは、自分の年齢などまったく興味がないのです。年齢で見ているのは、他人だけ。本人は自分の年齢など知ったことではない。それは、日本の長寿の人にも、世界の長寿の人にも言える共通点です。長寿の村を訪ね歩いて、私が発見した真理は、これに尽きます。

百歳まで生きた人は、百歳を目標にしていたわけではない。

数字で表される年齢など、人生に何の意味があるのだろうと考えました。長寿の本質は、数字ではなく質であるべきです。

長寿村のミステリーを解き明かす

近藤先生は、その研究の中で、長寿者率という計算式を考えました。七十歳以上の人がその地域の全人口に占める割合で出す方法です。この計算でいくと、日本一の長寿村は、広島県の向島《むかいしま》（現尾道市）というところでした。私は実際に、この村に出かけてみました。そして、妙に納得をしてしまいました。

確かに、近藤先生の長寿の条件に当てはまるような、粗食中心の食生活が根付いていたことは間違いありません。瀬戸内のしまなみ海道に浮かぶこれらの島々は、いまでこそフェリーで簡単に往復できますが、かつては交通の便も悪く、海に囲まれているからこそ、食材も限られたものしか手に入らなかったはずです。天草に似た「イギス」という海藻をところてんのように固めた「イギス豆腐」という料理が名物で、いまでは長寿料理として地元のレストランでアピールされていますが、これは、昔の人たちが、豆腐の原料になる大豆が手に入らないため、せめて豆腐に似たものを作ろうとして知恵を絞ってできたものと見るべきでしょう。

しかし、向島が日本一の長寿村になった理由は、残念ながら、この「イギス豆腐」のおかげではありません。

島を歩いて気がついたこと。それは、ほとんど若者がいないということでした。つまり、先ほどの計算式に長寿村の秘密を解く鍵があったのです。その地域の全世代の人口÷七十代以上の人口で割り出すのでは、若者がいない村ほど長寿率が高くなってしまいます。

以前もある雑誌の記者さんから、「横浜市の青葉区だけが突出して長寿である。この青葉区の秘密を考えてほしい」という問い合わせを受けました。この質問に私は即答したのです。「青葉区に大きな老人ホームや病院が多いということはないでしょうか」と。記者さんは絶句していました。どうやら、その傾向があるようでした。

栄養素の問題もそうですが、数字で見ると、生命にかかわる本質の部分がかえって見えなくなるような気がしてなりません。百歳まで生きるという目標を掲げるよりも、どんな長生きの仕方が自分にとって理想なのかをまず考えたい。世の中全体が、そういう考え方にシフトしていくべきだと思います。その本質は、まさに、先ほどご紹介した「長寿村棡原」の石碑の言葉の中にあるのではないでしょうか。

免疫力を下げない長寿食の基本は普通の和食を食べるということ

長寿率を数字で表すことの危険性は、いま述べた通りですが、近藤先生の長寿と食の関係性には学ぶところが実に多いのです。

長寿食とは、和食を基本とした粗食である。

長寿食とは、粗食だけれども、都会では絶対に真似のできない、現代における究極の贅沢な食事である。

現代における究極の贅沢な食事。これだけでピンと来た人は、食に対しての知識とセンスがかなり優秀な方だと思います。

私は先ほど、椥原も向島も「交通の便が悪いところ」と紹介しました。つまり、環境的に、昔は半径数キロ以内のものしか食べることのできない生活状況だったということです。主食の米。米が作れなければ、麦や雑穀。そして野菜。川や海で獲れたわずかな魚介類。海藻類。そういったものはもちろんのこと、醤油や味噌などの調味料類までもが、自分の生まれ育ったところで原料から作られたものなのです。どんなにお金をかけたって、もはや、こうした暮らしができる場所はほとんどありません。日本中どこに行っても、少し車を走らせれば、コンビニもファミリーレストランもラーメン店もあるのですから。

これはもちろん、数字で表せるものではありません。科学的根拠など、出しようがない。しかし、自分の命と同じ気候、同じ空気、同じ土で育った食材を食べる、というのが人間のいちばん真っ当な食生活だと思われます。長寿のために、海藻を食べているわけではない。海藻が獲れたから、海藻を食べた。米は育たず、雑穀だけが育ったから、雑穀を食べただけのことです。だから、長寿食と呼ばれるものは全国各地バラバラなのです。世界に目を向けてもそれは同じ。気候条件によってヨーグルトができたから、ヨーグルトを食べてきた。安全できれいな水よりもワインのほうが手に入りやすかったために、ワインを飲んできた。その風土が私たちに恵んでくれた食べ物をありがたく食べること。これが、土産土法です。どの地域も食べているものはバラバラで当たり前。バラバラでなければ、その長寿食をめぐって紛争や戦争が起きてしまいます。

自分の育ってきた村や町でもう何も獲れないというのなら、少しずつ半径を広げて考えればいい。そうすれば自ずと、健康にいいといわれる発酵食品でも、ユーラシア大陸で生まれたヨーグルトやチーズを食べるよりも、納豆や味噌を食べたほうが日本人の生命に近いことは誰にでもわかります。

発酵食品は確かに、長寿食に欠かせないものです。しかし、普通に和食のメニューを選んでおけば、醤油も味噌も漬物も発酵食品なわけですから、ごく日常的に取り入れることができるわけです。ただし、スーパーなどでこれらを買い求める場合は、あまり値段の安いものを買うのはお勧めしません。たとえば、安価な漬物の中には、化学調味料や保存料や香料を入れただけの、発酵させていない漬物まがいの食品があるからです。

こうして見ると、日本の発酵食品は植物性ばかりと思われるかもしれませんが、お寿司だってそのルーツは鮒寿司などの発酵食です。和食というのは、理想的に発酵食が摂れる食事なのです。と言いつつ、発酵飲料だけは、日本酒よりビールを飲んでしまう私ですが。

長寿の人は、本当によく噛んで食べているのか？

　また、長寿でいるための秘訣として、「よく噛んで食べること」が喧伝されています。長寿の人の多くは、歯が丈夫である。八十歳になっても、自分の歯で噛んでいる人がいる。だからよく噛んで食べなさい、と。私は、歯医者さんに向けて講演会を行う機会が多いのですが、その度に何を言ってるんだ、と反論をしています。これもまた、本末転倒な理論だからです。

　長寿の人に歯が丈夫な人が多い理由は、決まっています。硬いものを食べてきたからです。お昼に和定食を食べるのと、フアストフードでハンバーガーとポテトのセットを食べるのをイメージすれば、どちらの咀嚼数が多いかは誰にでも理解できるでしょう。ふわふわのバンズに柔らかジューシーなパテ。そこにケチャップやらマヨネーズがついているあの食べ物は、数回噛むだけで溶けるようにお腹の中に落ちていくはずです。

小学校の給食指導でも、「一口で三十回噛みましょう」などと言っている先生がいるようですが、ジャムのついたふわふわのパンや、メインのおかずのクリームシチューをどうやって三十回噛むのですか？　と訊いてみたいものです。

咀嚼の大切さは言うまでもないことですが、それならば「もっと咀嚼しなさい」などと言うよりも、きちんと咀嚼できる食生活を勧めるほうが先です。三十回噛めと言うなら、少なくとも米飯給食を出しなさいと。

　欧米の成人病対策に和食が注目されているのは、栄養的な面だけでなく、ごはんが粒食だから、ということもあります。この半世紀、もっとも増えた病気は糖尿病です。戦後、三〇〜五〇倍も増えたという指摘もあります。私たちがごはんやパンなどを食べると、消化され、主にブドウ糖になって吸収されます。それが血液に含まれ、全身にエネルギー源となって運ばれていきます。その血液中に含まれるブドウ糖の量を血糖値と呼び、これが大量になると、インシュリンというホルモンによって、グリコーゲンや脂肪として蓄えられることになります。インシュリンが不足すると、うまく蓄えることができないため、尿から排泄するようになります。それが、糖尿病です。

つまり、インシュリンの分泌量が多いほど、肥満になる危険性も高くなることになります。そこで次頁のデータを見てください。

同じ熱量のパン、じゃがいも、ごはんの食後のインシュリンの分泌の仕方を比較したグラフです。炭水化物は糖分の次にインシュリンの分泌を促す栄養素だといわれていますが、ごはんは粒食であるために消化吸収がゆっくり行われ、その分、インシュリンの分泌を刺激しないことがわかっています。

それならば、炭水化物を摂らなければいいではないかと考えるのはあまりにも安易であり、間違いです。炭水化物抜きダイエットの危険性をもっと自覚するべきでしょう。以前、炭水化物を摂らず、油でカロリーを摂る食事法を、「世にも美しいダ

インシュリンの分泌の仕方の比較

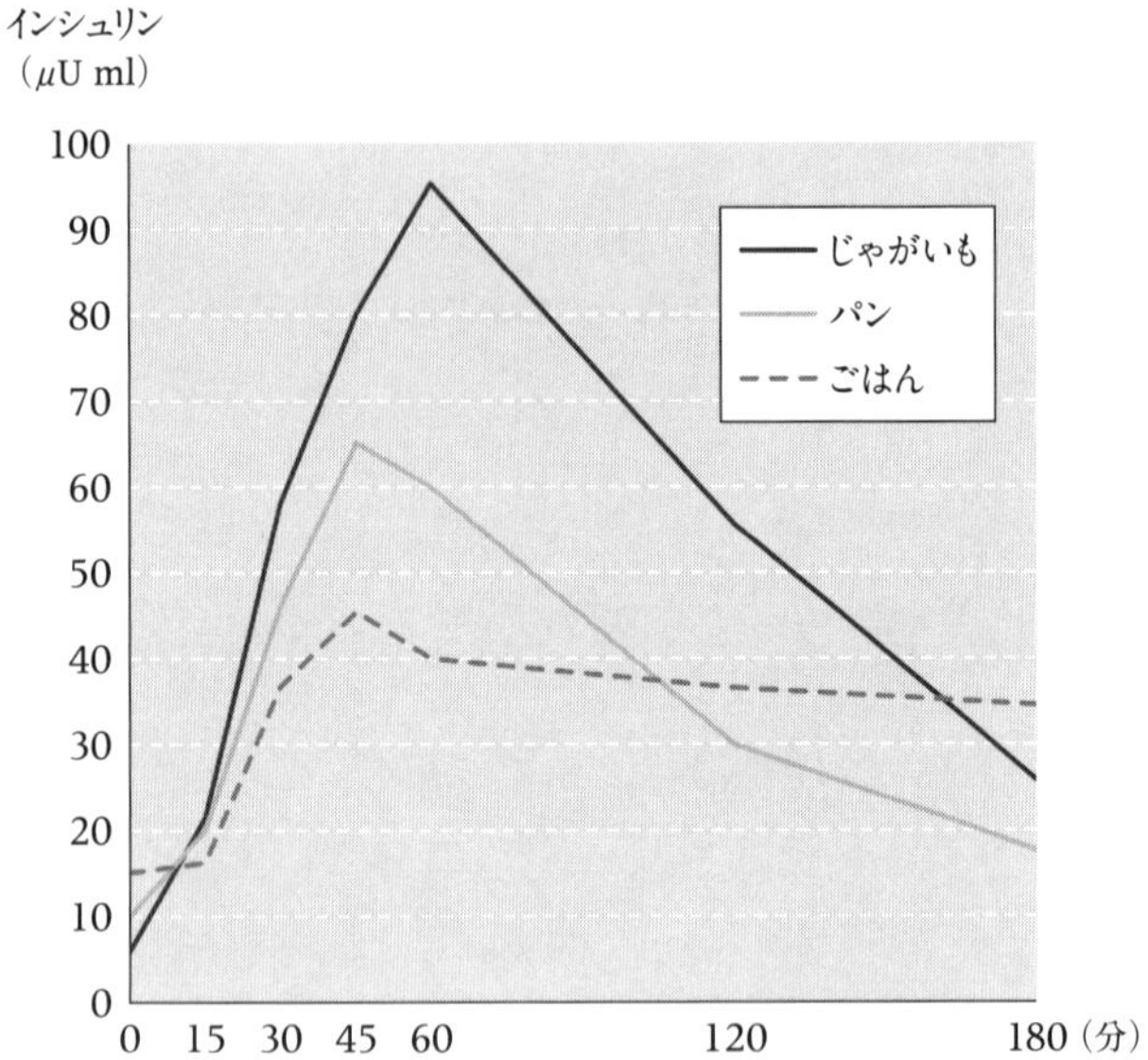

長野県生活協同組合連合会
『健康で風土にあった食生活を』若月俊一監修 1991年版より

イエット」と謳った女性がいました。そのダイエット法のうち、食事に関するルールは、以下のようなものです。

●青菜を主食と考える。たんぱく質と炭水化物はあくまでも副食

●油脂類、とくに紅花油とバターをたっぷりと。かつてのエネルギー源だった炭水化物を控えた分、油脂類で補う

●あらゆる糖分を避ける。砂糖類はもちろんのこと、米、そば、芋、日本の果物、アルコール、お酢も禁止

●お腹の中で腐りやすいものを摂らない。牛乳と乳製品は禁止。ただし、バターとハードタイプのチーズは摂る。木の実や豆類、レバーや魚卵は禁止

●夏場は一日あたり五リットル、冬場でも三リットルを目標に水を飲む。塩は、自然海塩を一日二五グラムを目標に摂る。化学塩は禁止

これを読んだとき、私は卒倒しそうになりました。そして、このダイエット法の反論として、「炭水化物抜きの世にも恐ろしいダイエット」という本を書こうとしていました。しかし、その矢先に提唱者の女性がお亡くなりになったのです。まだ五十代だったと思います。ダイエット法と死因の関係は誰にもわかりません。しかし、どのように考えても極めて危険なダイエットだったことは事実です。

ただ、たいていの人は、このダイエット法を実践しようとし

ても、あまりにも極端なやり方なので、途中でくじけるでしょう。挫折して当然です。そもそも、炭水化物を控えた食事ほど人間にとって辛いものはないからです。

炭水化物を極端に抑えた食生活は、低体温にも繋がります。体のエネルギーになるものを抑えてしまうのですから、体は低体温にならざるを得ないのです。それでなくとも、現代人は体温が下がっています。スーパーでいちばん手軽に手に入り、調理しやすい野菜の代表格が、レタス、トマト、キュウリなど、本来であれば夏が旬の野菜。夏野菜は体温を下げる効果を持っているものがほとんどです。寒い季節でも冷たいものを飲み、サラダなどで夏野菜を食べ、そこに炭水化物抜きときたら、体温の上がりようがありません。

免疫力を司る白血球の働きは、体温が一度下がると三割ほど低下するといわれています。

以上のことから、ごはん中心、和食中心。免疫力を上げるというよりも、免疫力を低下させないためにまずはここから、まずはこれだけ、意識してみてください。

また、どんなものを食べても、人間の体には負担がかかります。腹八分目で食事を終わらせることも、老化を防ぐ大切なことです。人間の主なエネルギー源は、炭水化物。脂質。たんぱく質です。その中でもっとも体に負担をかけないのが、炭水化物。脂質やたんぱく質だけ食べていると、内臓に負担がかかり、老化は早まります。その炭水化物の中でももっとも負担のかからないものが、ごはんなのです。

対談「免疫力と快楽」

医者が見るべきは、数字でなくて人間である

帯津　今回は免疫についてまとめていますが、免疫という言葉を一般の人が、日常的に結構使っていることに、改めて気づかされました。

我々医療の世界では、たとえば抗がん剤治療をしている患者さんに、「免疫がどうしても弱るので、免疫を高めるようなことを私たちがサポートしますね」などという使い方をします。それから、がんの患者さんはよく、帯状疱疹《たいじょうほうしん》ができるんです。そういうときにも、「免疫が

弱っていますね」と。

最近では普通の会話の中でも、免疫という言葉がよく使われるようです。それだけ皆さん、病気に対して敏感になっているということかもしれません。

幕内　前章で帯津先生が紹介している、免疫学の多田先生の理論は確かに面白いですね。心のことをちゃんと語っています。多田先生は確か、能楽がお好きで造詣が深くて、免疫の画期的な著作を出す一方で能楽のことも書いていらっしゃいました。免疫学と能楽を両方勉強するなんて、やっぱり変わっていますよね。でも、昨今のよくわからない免疫ブームにはかかわっていらっしゃらないようなので、さすが多田先生だと思っています。

免疫ブームに、がん治療の本。食事法を変えるだけで、がんがみるみる消えるとか。その本を読んで、実践してがんが消えなかった人の気持ちはどうなるんだろう？こういった、がん患者さんの気持ちのことを深く考えずに出した本が、ものすごく売れたりしています。

帯津　今あるがんが消えるっていう本ね。あれは僕もまずいと思う。いくらなんでも言い過ぎですよ。

それとは話が違いますが、最近ある雑誌でね、日本では誰もが知っている大作家の人が、「私はがんで死にたい」って発言していたの。この人、こんなつまらないことを言う人だったかなあって、ちょっとがっかりしてしまいました。

幕内　なぜ、がんで死にたいと？

帯津　突然死よりも、余命を知り、人生を総括できる時間ができるから、という理由です。だから、がんで死ぬのも悪くないと。僕もね、昔はそう思ったこともありました。だけどそれは、いま現在、がんと闘っている人に対してあまりにも失礼な発言だと思う。みんな、生きたくてがんと闘っているわけです。生きたくて、うちの病院にやって来るんだよ。そんな日々懸命な人たちが、「私はがんで死にたい」などと、元気な著名人によって語られている雑誌を読んだら腹が立ちますよ。励みになんかならないでしょう。心の中で思っていてもいいけれど、公の場で口にするのは、良くないですね。

それにね、死を前に人生を総括するというのは、人間、たった一瞬でできるんです。どんな死に方であれ、誰でも死ぬ直前に一瞬で総括しています。夏目漱石も『野分』の中でこう書いています。

「理想の大道を行き尽くして、途上に斃るる刹那に、我が過去を一瞥のうちに縮め得て始めて合点がいくのである」とね。

幕内　そういう発想が、帯津先生のすごいところ。目の前にいるからヨイショしているわけじゃないですよ（笑）。

医療の現場にいながら、死に方、死生観までを突き詰めて考えている医者というのは、専門分野が細分化されているいま、なかなかいないわけです。

たとえば、「人は死んだらどうなりますか？」と末期がんの患者さんから聞かれても、ほとんどの医者が「そんなの私に聞かれてもわかりません」と答えるんじゃないでしょうか。「専門外ですから」と言う人もいるでしょう。

医者というのは、タイプが三つに分かれると思うんです。

一つ目が、数字しか見ない医者。いまの日本の病院には、このタイプが圧倒的です。腫瘍マーカー、血圧、赤血球、白血球……検査の数字を見て判断することが医者の仕事のすべてだと思っているタイプです。学校の成績さえ良ければ、このタイプの医者だったらどんな人間性の持ち主だって、試験に受かればなれてしまう。

二つ目が、数字と身体を見る医者。前者よりはマシです。患者さんの顔色を見たり、体を触ったりして、数字と経験で判断をする。

三つ目が、人間を見る医者。数字、身体、そして患者さんの心を見る。心の持ち方から変えようとする。帯津先生は、このタイプですね。そして、帯津三敬病院のように、他の病院で「もう打つ手がありません」と匙を投げられて転院してきたがん患者さんをきちんと「見る」ことができるのは、このタイプでないとダメなんですよ。

帯津　私も若い頃、食道がんの外科医のときは数字と身体しか見ていなかったと思いますよ。手術が成功すれば、それで自分の仕事は終わりだと思っていました。だけど、だんだんそれじゃあダメだと。人間を見るというのは、そういうことではないんじゃないかってね。

幕内　帯津三敬病院で食事相談をしていると、ときどき、感激しながら私の相談室に入って来られる患者さんがいるんです。「私、お医者さんに初めて身体を触られました」って。触診されたということ？　病院なんだからそんな の当たり前のことなんじゃないの？　と思うのですが、どうもそうじゃない。

いまの大病院の多くが、検査は検査室で看護師や技師がやる。その結果を見ながら医者が患者に診断結果を話す。そのときに、患者に触る必要なんてないと思っている医者が圧倒的多数になってしまった。入院している患者さんにすら、ベッドからちょっと離れたところに立って、「調子はどうですか？」と問いかけて、はい、回診終了といった具合に患者さんの横をただ通過するだけというお医者さんが、多いんじゃないのでしょうか。それじゃあ患者さんだってなかなか主治医を信用できないですよ。

帯津　確かにそうですね。でも、それには、いろいろな問題があるわけですよ。欧米に比べて、日本の場合、一人の医師が抱えている患者数が圧倒的に多いとかね。一人当たり五分以上かけられないとか。だけど、仕事をさばけないから患者さんの身体を触らない、ゆっくり話をしない、というのもどうかと思いますね。

幕内　私の仕事、管理栄養士だって同じことが言えるんです。栄養素を見る栄養士。食べ物を見る栄養士と、食生活を見る栄養士。そして、食生活も含めてその人の生き方、人間を見る栄養士。私はまだ、帯津先生と違ってその域に達することができていませんけれども。

帯津　いやいや、幕内先生のような存在は稀有ですよ。やっぱりね、見る人と、見られる人の信頼関係は大切です。医者が患者さんに不安や威圧感を与えたら、治るものも治らなくなっちゃう。私は回診のとき以外は、普段は白衣も着ていないんです。

幕内　人間を見るには、帯津先生がよく仰るように、気合も必要ですよね。気合を入れて人を見る。それが追求心にも繋がりますね。気合を入れて、どこまで追求しても、人間のことは全部はわからないわけです。

帯津　わからないですよ。人それぞれに個性がありますから。治療法だって、人によって治るものと治らないものがある。千差万別です。

幕内　だけどというか、だからというか、人間はつい、数字を頼ってしまう。「気功をやると何パーセント回復率が上がるんですか？」「この食事療法をすれば、何パーセントの人が治るんですか？」というように。数字が語るのは、人間という千差万別、かつ複雑な多面体のたった一面でしかないわけで。
わかりやすい例として冗談を言えば、バストが九〇センチと聞いたら、その数字だけを聞けばさぞかしグラマーなのだろうと想像しますが、ウエストが六〇センチの人も、九〇センチの人もいるわけですからね。まあ、そんな例を出さなくても、人間ドックだってそういう一面がありますね。まさにあれなんか、数字だけ見て、基準値から外れていれば、「問題あり」とされるわけで。

帯津　厚生労働省が出している基準値もときどき改定されますからね。血圧の基準値も最近下がりました。あんなに低い数字に設定されると、かなりの人が高血圧と診断されてしまいます。

幕内　人間ドックじゃ、数字は見えても、人間を見ることはできない。信頼も気合もあったもんじゃないですから。

帯津　気合というのは、大きいですよ。関ヶ原の戦いのときにね、大谷吉継《おおたによしつぐ》（刑部少輔）という越前の武将がいたんです。当時、業病と呼ばれていたハンセン病を患っていました。関ヶ原のときは足腰も弱りほとんど目も見えず、膿んだ顔をいつも布で覆っていたそうです。周囲の武士たちから疎まれ、災いがうつるなどと言われて意地悪をされていました。その大谷吉継が、なぜ現代まで語り継がれるほどの名将となったのか。それは、ある茶会の席でのことがきっかけだそうです。各国武将が、一つの茶碗から一口ずつ茶を飲んで次の武将へ回す、という会でした。大谷がお茶を飲んだとき、顔から膿がお茶の中にポタっと落ちてしまったんだそうです。そして、大谷が飲んだ後からは、武将らはあからさまにその茶碗を敬遠して飲むふりだけをした。大谷にしてみれば、なんとも辛く屈辱的で、いたたまれない場面だったことでしょう。

そんな中で、石田三成だけは平気でそのお茶を飲んだ。大谷はいたく感激をし、その後、絶対的な信頼を寄せて石田のために関ヶ原に身を捧げたといいます。そして、石田三成には病気はうつらなかったそうです。

一歩踏み込む気合で、病気にならなかったという似たような話は他にもいろいろあるんです。洋の東西を問わずにね。

幕内　プラシーボ効果とも繋がる話ですね。

プラシーボ効果の重要性

帯津　そう、免疫とプラシーボ効果というのは深く関係しています。たとえば、十九世紀にノーベル賞を二度受賞した（化学賞と平和賞）、ライナス・ポーリングという博士がいるんですが、ビタミンＣは万病に効くとして、ビタミンＣ大量療法というのを開発したんです。そのメカニズムに関しては、さまざまな説があって、いまでも定かではありません。

それで、大学病院時代に私も患者さんにビタミンＣを試しました。だけど、これといった効果はどの患者さんにも見られなかった。

なぜ効果がなかったのか。それは、医者である私自身が、半信半疑で試していたからなんですよ。それじゃあ、プラシーボ効果は出てこないわけです。その後、数年経ってから帯津三敬病院を開業して、あるとき大腸がんの患者さんにビタミンＣを試してみました。そのときは「これは絶対に効果がある」と私自身が効果を信用しました。そうすると、やっぱり良いケースが出てくるんです。

幕内　なるほど。患者さんが信用するだけではプラシーボ効果は出てこないと。

帯津　そうなんです。医者も信じて、「これが効くぞ」と患者さんに自信をもって勧めないと、プラシーボ効果による免疫力は上がらないんですよ。

医者がその治療法を信じる、患者さんも信じる。そして患者さんと医者の間に信頼関係がある。これを「信頼の三角形」と呼ぶんです。これが大事なんです。

だけど、日本の医療はこの三角形がまだまだうまくいかないんですよ。「患者がどうしてもこの代替療法をやりたいって言うから、一応その意思を尊重してやってはいるけれど、実は私は、代替療法には関心はないんです」っていう医者がまだたくさんいるんです。そうではなくて、医師も患者さんもその治療法を信じて、信頼の三角形がきれいにできればプラシーボ効果も上手に取り入れられるはずなんです。代替療法だけではなく、抗がん剤など西洋医学的治療にだってプラシーボによって効果が上乗せになる可能性は大いにあります。

幕内　私が敬愛してやまないアンドルー・ワイル（医学博士。代替療法・薬用植物・変性意識・治癒論の第一人者とされる）も、「どんなに素晴らしい治療法でも全員を治せる病気はない。どんないかがわしい治療法でも必ず治る人がいる」と言っています。そこが免疫の面白いところです。

帯津　誰にでも同じように免疫力を上げる方法などありません。でも、私が患者さんに勧めるからには私自身が信用している方法を勧めます。

ただし、一つだけ注意しなければならないのは、その治療法が、患者さんにとって決して経済的負担にならないということ。月に十万円も二十万円もかかるようなものは、私は嫌なんです。治療というのはほとんどが長期戦略ですしね。患者さんが経済的に苦しいと思えば、それでストレスがかかって免疫力が落ちてしまいますから。

幕内　アンドルー・ワイルの本を読んでいても、帯津先生の本を読んでいても、お二方の主張はかなり共通していて、治療法として大切な基本姿勢は二つあると感じています。一つ目は値段との兼ね合い。二つ目は、大げさじゃないこと。劇的に治るとか、がんが全部消えるとか、そういう謳い方をしているものは、やらないほうがいいと。

ただ、適正価格というものはあると思うんです。だって、薬局で売っている栄養ドリンク剤が五十円だったら、誰にも効かないですよ。ああいうドリンク剤は、たとえば五百円から三千円までいろいろな種類を売っています。「三千円も払ったんだから、絶対に効くはずだ」というような、価格に反映される部分もプラシーボ効果の一つなんじゃないかと。

帯津　プラシーボ（Placebo）はね、誰が訳したのか知りませんが、日本語で「偽薬」と訳されてしまったんです。この「偽」っていう文字を用いたことですごく損をしていると思いますよ。「プラシーボ」は英語の読みなんですが、語源はラテン語の *Plasēbō*, 意味は「I shall please」、日本語訳にすると「私は喜ばせるでしょう」ということなんです。喜ばせるということは、免疫力が上がり、場のエネルギーを高めるということにも繋がります。プラシーボ効果は自然治癒力を引き出すものとして、これからもっと注目されていくはずです。

最近、イギリスのサイモン・シンという人が『代替医療のトリック』（原題 TRICK OR TREATMENT?）という本を出版したんです。素粒子物理学の博士号を取っていて、本国では有名な人らしいのです。これが、やたらと分厚い本なのですが、さまざまな代替療法――鍼、ホメオパシー、カイロプラクティック、ハーブ療法などを俎上に載せて検証しているのです。私は真っ先にホメオパシーのところを読んだのですが、「科学的根拠に乏しい＝プラシーボ効果以外の何者でもない」と断じているんですね。この人、何もわかっちゃいないなあと思いました。

プラシーボ効果の本質を理解せずに、代替療法を語ってほしくはないですね。

幕内　がんの患者さんでも、プラシーボ効果で良くなっている人は現にたくさんいるわけです。実際に良くなっている人がいるんですから、プラシーボが断罪される理由がよくわからないですね。

帯津　まったくです。サイモン・シン氏と同じイギリス人で、ウエストミンスター大学の統合医学を主宰しているデヴィッド・ピータースという教授が来日したときにこんな話をしていました。

「医学の本来の対象は命である。だから、体を対象とする西洋医学よりも命を対象とする代替療法のほうが本来の医学に近いのである。いやしくも代替療法に携わる者は、このことを誇りに感じてことに当たってほしい」と。

この言葉は我が意を得たり、ですよ。

抗がん剤治療への取り組み方

幕内　先日も、あるがん患者さんが怒って私のところに食事相談に来たのです。七十代の男性です。「私はいま、食欲があってこんなに元気なのに、ある病院で化学療法をやればあと一年くらいは持つでしょうって言われたんです。そんなことを言われる覚えはありませんよ」ってね。

帯津　「この治療法で治るわけではありませんよ、あくまでも延命ですよ」って、ドクターからそんなことを言われたら、嫌になっちゃうよね。患者さんと医者のコミュニケーションが悪過ぎるんです。もっと快適な場を作ってあげれば、抗がん剤の成績ももっと良くなるんじゃないかと思いますよ。

幕内　抗がん剤の副作用で免疫力が落ちて死んだのか、がんで死んだのか、症状だけではよくわからないという人がかなりいますよね。

帯津　直接抗がん剤が死を下したわけじゃないけれど、抗がん剤によって、もう本当に免疫力がなくなってヘトヘトになっちゃうわけです。そのヘトヘトを、代替療法である程度救うことができるんですよ。それなのに、「うちで治療をしたいなら、漢方薬はやらないでください。ホメオパシーはやめてください。余計なことをやるのなら、うちでは治療はできません」っていう病院があるんです。

幕内　なぜですか？

帯津　ようするに、それで副作用などが出たときに抗がん剤のせいなのか、代替療法のせいなのかわからなくなるから、と。逆もしかり。効果があったときに、何が効いているかデータが取れなくなると。そんなの、患者さんのことを少しも考えていないから言えるんだ。
　一つでも選択肢は多いほうがいいんですよ。患者さんにとっては西洋医学であれ、東洋医学であれ、効果が出れば、それに越したことはない。

幕内　何を選ぶか。最終的な権利は患者さんにある。

帯津　患者さんの命は、患者さんのものですよ。

免疫力とセックス

幕内　今回の対談は免疫力と快楽がテーマだから、ぜひ帯津先生にお聞きしたい。免疫力とセックスについてどう考えますか。

帯津　セックスね。まあ、やっぱり死ぬまでそれは、あったほうがいいね。ただ、実際の肉体交渉だけに限定する必要はないんです。異性との心の関わり、恋人のような、ときめきを覚える存在。そういう存在があったほうが、免疫力は絶対に高まります。存在しているだけでいいんですよ。何もしなくても。

幕内　老人ホームでも、介護する人が異性であったほうが、オムツが取れるという話を聞いたことがあります。感情が平坦になった認知症のおばあちゃんに、お化粧をして鏡を見せるとニッコリ笑うとか。女性が女性であること、男性が男性であることを自覚することで何かが活性化するんでしょうね。

帯津　そう。「もう私は歳だから」なんて思っちゃダメ。言うのはもっとダメ。私ね、七十歳になるってときに、「古稀のお祝いをしましょう」っていう申し出が三件もあったんです。そうか。古稀ってことは、私もいよいよ老人なのか、と思ってね、本屋さんに行ってキケローの『老年について』っていう本を買ったんですよ。キケローは六十三歳で死んだとされています。当時の古代ローマ時代の平均寿命は二十代という説もありますから、彼は相当な長生きをした人です。

この『老年について』という本は、対話形式になっています。八十四歳の政治家で文人の大カトー（マルクス・ポルキウス・カトー）が、二人の若者を自宅に招くんです。そして、自分の境地から老いと死と生について語っていく。老年というのは、「公の活動から遠ざかり」、「肉体は衰弱し」、「快楽を奪われて」、「死が近づいているので疎まれる」とされている。大カトーは、これらの老年の定義を一つ一つ、「そんなことはない」と哲学でもって打破していくわけです。

だけどね、そんな中でただ一つ、懸念しているのがセックスのこと。

性欲というのは暴れ馬みたいなもので、歳をとって性欲が鎮まるのは良いことである、と書いている。その分、他に楽しみを求めなさいと。ブドウ作りなんかもいいじゃないかってね。

その部分だけは、どうも気に入らないんだよ、この本は（笑）。

幕内　私はその本を読んだことがないけれど、同感です（笑）。

帯津　文学者で詩人の、加島祥造《かじましょうぞう》さんという方がいるでしょう、老子の『タオ』の日本語訳をした人。昔からの知り合いなんだけど、あの人、ハンサムなの。顔がいいから、八十歳を過ぎたいまでも女性にモテるんです。

それでね、この前、加島さんから毛筆の手紙を頂いた。そこに、「帯津さんも、女にモテる素質があるよ」って書いてあるわけです。「だけどあなたは日本だと少し顔が知れているから、海外でおやりなさい」と、ご丁寧にアドバイスまで（笑）。加島さんてね、六十歳のときにある女性に失恋をして、一人で失恋を癒すために温泉旅行をしたりする人なんですよ。すごく魅力のある男なんです。

幕内　六十歳でちゃんと失恋ができるっていうのは、いいことですね。

帯津　私はね、六十代が人生の華だと思っているんです。幕内先生、いま五十六歳でしたっけ？　もうじきですよ、人生の華は。

それで、いよいよ七十歳を迎えるっていうときに、「古稀のお祝いを」なんて言われたものだから、何か違ってくるのかなあと思っていたんだけど、いま、七十四歳だけど何も変わらない。だから、七十代も悪くないよ。

幕内　私も、普段は年齢なんてほとんど意識しませんね。同窓会に行くと、あーあ、こんな老けた人と僕は一緒だったのか、と思いますけどね（笑）。帯津先生が仰るように、性欲を持っている人のほうが若くいられますよ。性欲があるかないかが大事。実際にセックスするかしないかは、二の次。だって、人間は頭でセックスするんですから。

帯津　そうなの。形はどうでもいい。恋心をいつまでも持っているほうが免疫力が高い。ゲーテもそう。八十歳くらいのときに、二十歳くらいの娘に惚れるんだから。ピカソだってそう。ホメオパシーのハーネマンも、八十歳のときにね、三回目の結婚をしているんだよ。

幕内　老年になっても元気で生きている人って、やっぱり性も強いような気がしますね。

帯津　かつて中国には、性養生《せいようじょう》という養生法がありました。みだりに精を浪費すると短命になる、というようなことがいわれています。心の赴くままにセックスをすると病気になるよ、とね。

だけど結局、この考え方は淘汰されたのでしょう、現代の中国医学には性養生はなくなりました。食養生と気功が残ったんです。だけどその気功の本にも、気功をするときはセックスは避けるべし、と書いてある。

私の経験上、セックスしたあとでも、気功の効果は変わりません。これを書いた人は、きっとモテない男だったんだ（笑）。

幕内　七十歳や八十歳で子どもをつくる男性がいますからね。ああいう男性を見ると、やっぱり免疫力が高いとしか言いようがないですし。

しかし、気功というのは仏教とも近いものだから、セックスは雑念だと考えているんじゃないですか。セックスを捨てることで精神が研ぎ澄まされると。

帯津　確かにね、貝原益軒先生も「接して漏らさず」と言っていますよ。だけど、そんなことをやっていたらかえって体に良くない。出すときは出さないと。逆に、出ないときに、無理に出そうとするのも良くない。

幕内　だけど、ただ単純に処理すればいいという問題でもないわけです。

帯津　そりゃあね。ただ処理さえすればいいっていうのは、レベルが低いセックスだと思いますよ。だけど、男にとって精液を出すというのはエントロピーを捨てることに繋がるんです。息を吐くことや、汗をかくこと、大小便を排泄するのと同じでね、精液とともにエントロピーを外に捨てられる。これは、とても大切な行為です。

いま、前立腺がんが世界的に増えているでしょう？それも、老境に入ってからのセックスの問題が一つにはあると思っています。

幕内　昔のほうが、老人になってからも堂々とセックスをしていたと。

帯津　そうなんですよ。世の中がね、少し上品になり過ぎてるのかもしれない、セックスの面においては。もちろん、幕内先生のいう食生活の欧米化も問題ですが。

幕内　明らかにそこは繋がっているんですよ。性の問題、快楽が食に偏っているのが現代です。食の快楽。性の快楽。そこで思い出すのが、以前、私が断食をしたときのことです。仲の良かった精神科医の先生に誘われて、断食を試みたことがあるんです。口にするものは、水だけです。

帯津　それは、断食道場などに行くの？

幕内　いいえ。普通どおり仕事をしながら、食べませんでした。断食道場はいまもまた流行しているようですが、どうなんでしょうね、私はかえってあいうところに行くと、食べることしか考えられなくなって辛いんじゃないかなあと。せわしなく仕事をしているほうが、あっという間に夜になって辛くないのではと思うタイプで。断食は、何度か試みたんです。たいていは一週間ほどで辛くて辞めてしまう。しかし、あるとき二十日間ほどやったことがあって。

帯津　二十日間もですか。それは、命が危ないね。

幕内　不思議なもので、二週間を過ぎると辛くないんですよ。二週間過ぎてから、試しに、友人たちとの飲み会にも参加してみたんです。食べたり飲んだり楽しそうにやっている仲間を横目に、私は、水だけ。それでもまったく辛くなかった。もはや、空腹を感じないんです。

帯津　そういう状態が危ないんですよ。比叡山の大阿闍梨《だいあじゃり》に、千日回峰行というのがあります。七年間かけて行われる非常に厳しい修業です。その中に、九日間、お堂にこもって行う断食、断水、不眠、不臥の行というのがあるんです。九日目には、フラフラになって助け出されるわけ。あれね、九日がいいんだっていう。十日やると、死ぬそうですよ。この行をやり遂げたお坊さんに、「そんなこと、九日やったら死後の世界が見えるでしょ」って訊いたことがあるんですが、何が見えたか絶対に教えてくれないの。何かが見えていると思うんだけどね。

幕内　見えると思いますよ。私ももう少しで見えたと思う。私の場合は、水を飲んでいたし、タバコも吸っていましたが。ただ、怖くなって二十日目にやめました。辛くもなんともないから、続けようと思えばまだ続けられたのですが。これはちょっと、自殺願望に近いんじゃないかなあと思ってね。

それで、不思議なのは、断食中にも性欲はちゃんとあるんですよ。

帯津　食事をしなくても、勃起したんですか？

幕内　ええ。いつも通り、朝に勃起するんです。あれは自分でも不思議な実験でしたね。いつもよりも性欲が強くなっているような気分さえしましたから。たぶん、普通にセックスしようと思えばできたんじゃないかと。

帯津　そうでしょうね。性欲というのは、何か違う回路がありそうですよね。死ぬ直前にも勃起する人がいるといいますし。

幕内　回路は違えども、やはり性の快楽と食の快楽はどこか繋がっています。性の問題と食の問題は、表裏一体だと。どんなに食事療法をしてもアトピーが治らなかった女性が、恋人ができたとたんに急に肌がきれいになったケースも見たことがあります。不思議なもので、恋愛して急に外見が輝きだすのは、女性のほうが圧倒的に多いですよね。男は恋をしていてもあんまりバレない。

先生はどうですか？　いま、恋はしていますか？

帯津　片思いも入れたら、そりゃ、いつだって恋をしていますよ。居酒屋で呑むときもね、男同士で昔話や愚痴を言い合っているよりも、やっぱりそういう、心がときめく女性が一緒だと格段に楽しいものですよ。お酒が美味しくなりますからね。恋をするって、難しく考えなくていいんですよ。口説くだけが恋じゃない。会うだけとか、見るだけとか。それで充分ときめくわけですから。ときめきは、免疫力を高める素晴らしい感情です。

幕内　恋愛っていうのも、老年になってからのほうが楽しいかもしれないですね。若い頃は性欲、性欲って、ただ女性とセックスしたいという直線的な感情だったのが、歳をとれば、視線を交わしたり、手を繋ぐことにときめきを覚えられるでしょう？　それはそれで、悪くないですよ。異性を意識しなくなったら、私なんて生きている意味がなくなってしまうと思いますよ。

帯津　そうですよ。六十代、七十代、八十代。男も女も、恋のときめきはどんどん高められますから。それこそ、私がいつも言っている「攻めの養生」なんです。青雲の志を持って、日々命のエネルギーを高めること。死ぬ日を最高の日と思って高めていく。今日よりも明日を、もっと良く生きる。恋もその活力になるし、あとは、私の場合はささやかな晩酌です。晩酌で一日が終わって、よし、明日はもっとエネルギーを高めようって思えるんです。

幕内　そういう志があるから、帯津先生は女性からモテるんでしょうね。どんどんいいお顔になっていますよ。

了

「あとがき」にかえて

幕内さんのこと ——帯津良一

いつどこで会ったか、まったく記憶にないが、先生の病院を一度見学したいのですが、と幕内さんが私に声をかけてきたのである。あっ、どうぞ、と私も二つ返事。栄養学にとかくありがちな教条主義的な傾向を持ち合わせない彼に陰ながら好感を抱いていたからである。

日本ホリスティック医学協会が発足して間もない頃だから、いまから二十年も前のことである。まだ二人とも若かった。

朝の院長室。

「おはようございます。今日はよろしくお願いします」と幕内さん。続いてちょっとためらい気味に

「……実はもう一つお願いすることが出来てしまったのですがぁ……」

「いえね、……私の勤務していた病院が昨晩、倒産してしまったのです……。そこで、就職もお願いしたいのですが……いかがでしょうか？」

ホリスティックながん治療にとって食は大きな問題だ。幕内さんのような人材は欲しい。しかし、この頃はすでに病院の経営に難が見え始めていたのである。特に人件費である。人件費の削減に工夫が求められ始めていたので、一昔のように誰でも、はいはい、と言って採用するわけにはいかないのだ。

しかし私には、ある期するところがあった。開業以来、がん患者さんの食というものを考えてきて、万人向きの良い食というものは無いのではないか。食というものは個性的なものではないかという思いが、募っていたところであったのである。

そこで事務長を呼んで二人で相談した結果、とりあえずはパートタイマーで勤務してもらい、患者さんの食の個人指導を行ってもらうことにしたのである。

こうして、我が病院における幕内さんの頁は開かれた。

週に二回やって来て、終日、淡々と患者さんの個人指導をこなしていく。外連味《けれんみ》はまったくない。実はこれこそがん治療の真実の姿なのだ。派手なところはまったくない。実践家としての幕内さんの面目躍如というところではないだろうか。

また、幕内さんは思想家でもある。

幕内さんに語らせて見たまえ。五時間でも六時間でもしゃべり続ける。迸《ほとばし》る情熱を訥々《とつとつ》と語るのである。これはまぎれもない一つの才能である。幕内さんの話を聴きながら、いつも讃嘆の念を禁じえなかった。

思想家はまた書き続ける。

幕内さんも時に満を持して書いた。満を持しているだけにいずれもいい本である。しかしちっとも売れない。その頃、『脳内革命』なる本が空前の大ヒットを飛ばしていた。

水を差すつもりもなかったろうが、『週刊新潮』に「ベストセラーの条件」なる論説めいた記事が載った。ベストセラーの条件の第一は「内容が無いこと」とある。思わず我が膝を打った。そして、幕内さんの本は思想が溢れている。内容があり過ぎるのだ。だから売れないのだ、と彼を励ました。

幕内さんも決して超然としていたわけではないらしい。私との共著なら売れるだろうと、二人して『癒しの食事学』を上梓した。しかしこれも売れなかった。どうしても、いい本になってしまうのだ。

ところが、この後が良かった。『粗食のすすめ』の大ヒットである。院内を歩く幕内さんが、まるで雲の上を歩く夢見る乙女の風情になった。ところが、このまま舞い上がってしまわないのが幕内さんの真骨頂なのだ。相も変わらず患者さんの食事指導に精を出している。

面白い事に、いまでも幕内さんとの対談の依頼が舞い込んでくる。私たちは老朋友《らおぱんゆう》のようなものだ。いまさら対談もないでしょうと笑い飛ばすのだが、さにあらず。話すたびに幕内さんは進化している。

日々進化してやまない幕内さんに心からエールを送りたい。

帯津良一　おびつ・りょういち
1936（昭和11）年、埼玉県生まれ。61年東京大学医学部卒業。東京大学医学部第三外科、都立駒込病院外科医長などを経て、82年、埼玉県川越市に帯津三敬病院を開設し院長となる。西洋医学に中国医学や代替医療を取り入れ、医療の東西融合という新機軸を基に、ホリスティック医学の確立を目指す。現在同病院名誉院長、2002年「楊名時健康太極拳21世紀養生塾」を設立、塾頭となる。代替療法への造詣が深く、治療に積極的に取り入れるほか、講演や大学での講義なども行っている。医学博士。日本ホリスティック医学協会会長。日本ホメオパシー医学会理事長、水輪の会特別顧問。著書多数。近著に『全力往生』（小学館）、『養生問答』（五木寛之氏との共著・平凡社）、『図解雑学　養生訓』（ナツメ社）などがある。

帯津先生のこと　――幕内秀夫

　帯津三敬病院に勤務するようになって、約二十年になります。考えてみれば、二十年前、帯津先生は五十代半ばです。現在の私の年齢くらいだったということになります。その当時の先生と、現在の自分を比較してみると、雲泥の差があることに気づき愕然とします。医師、栄養士という立場の違いではありません。

「帯津先生に会えるのが楽しみなんです」

「先生の顔を見ると元気になれるんです」

　どれだけの患者さんから、このような言葉を耳にしたかわかりません。これは、映画館や芝居小屋の話ではありません。あくまでも病院での話です。しかも、ほとんどはがんの患者さんです。病気が進行している人も少なくありません。

いつごろからでしょうか。帯津先生は、「医学と医療は違う」と言うようになりました。重い病気に罹っている患者さんが、「帯津先生に会うのが楽しみ」だと言う。まさに、それが真の医療の証ではないでしょうか。

そのようなことを患者さんから言われる医師が、いま、どれだけいるでしょう。数字（検査結果）を見て、人間を診ない医師の多い時代に、帯津先生は心から尊敬できる、数少ない本物の医師なのです。

しかしながら、まったく偉ぶらない。

魅力ある、愛すべきキャラクターの持ち主でもある。診察のたびに、必ず先生の大好きなお稲荷さんと団子を手土産に持ってくる患者さんがいます。しかも、たくさん。あるとき、これだけあるんだからいいだろうと、先生が食べる前に看護師さんが食べてしまったことがあります。それを知ったときの先生の不満な顔はまるで子どものようだったといいます。
いつまでも、子どものように、キラキラと好奇心に満ち溢れる先生であって欲しいものです。

幕内秀夫　まくうち・ひでお

1953（昭和28）年、茨城県生まれ。東京農業大学栄養学科卒業。専門学校の講師を勤めるが、欧米模倣の栄養教育に疑問を持ち退職。日本の食文化を見直そうと日本列島を歩いて縦断、横断を重ね、「FOODは風土」を提唱。伝統食と健康の研究を行う。帯津三敬病院などで食事相談を担当する他、プロスポーツ選手の食生活指導、企業の社員食堂、幼稚園・保育園の食堂改善、そして食生活に関する講演会や執筆など、精力的に活動。「フーズ&ヘルス研究所」主宰、「学校給食と子どもの健康を考える会」代表。ベストセラー『粗食のすすめ』をはじめ著書多数。近著『変な給食』（ブックマン社）が各メディアで注目されている。その他近著に、『なぜ、子どもはピーマンが嫌いなのか？』（西日本新聞社）、『子どもが野菜嫌いで何が悪い！』（バジリコ）などがある。

50歳からの免疫力と快楽

2010年5月15日　初版第一刷発行

著者　帯津良一
　　　幕内秀夫

ブックデザイン　小口翔平(Fukuda Design)
企画協力　長澤智子(P's)
編集　小宮亜里　下村千秋

発行者　木谷仁哉
発行所　株式会社ブックマン社
〒101-0065 千代田区西神田3-3-5
TEL 03-3237-7777　FAX 03-5226-9599
http://www.bookman.co.jp

印刷・製本　凸版印刷株式会社
ISBN 978-4-89308-737-9